DU CORYZA

Chez les enfants du premier âge

COURONNÉ PAR

LA SOCIÉTÉ PROTECTRICE DE L'ENFANCE DE PARIS

(CONCOURS 1888)

PRIX DE 500 FRANCS

PAR

Le Docteur E. BOUTIRON

Tout leur est aquilon.

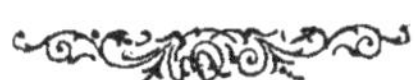

PARIS

G. RONGIER & Cie, ÉDITEURS

PLACE DE L'ÉCOLE DE MÉDECINE

4, rue Antoine-Dubois, 4

—

1889

DU CORYZA

CHEZ LES ENFANTS DU PREMIER AGE

INTRODUCTION

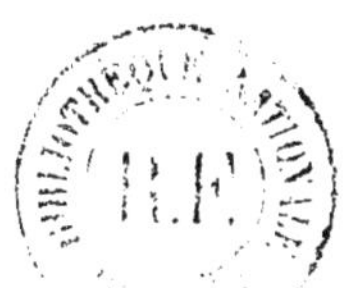

Si le coryza n'est considéré chez l'adulte que comme une maussade et douloureuse affection, il revêt quelquefois chez les enfants du premier âge (1), les nouveau-nés principalement, des caractères d'une gravité telle qu'elle mérite de fixer l'attention des médecins.

Les cas nombreux, les formes variées que nous avons observés dans le cours de notre pratique datant de seize années, nous ont déterminé à traiter ce sujet proposé par la Société protectrice de l'Enfance.

Nous ne nous sommes pas mépris sur les difcultés de notre tâche ; nous ne doutons pas, non

---

(1) Pour nous, le premier âge comprend cette période de la vie qui s'étend entre le moment de la naissance et l'époque du sevrage, à 18 ou 20 mois.

plus, que cette question soit mieux traitée par des confrères plus savants que nous. Nous sommes bien audacieux de concourir avec eux ; mais que l'on nous pardonne notre témérité !

Exerçant la médecine à la campagne, loin des grands centres intellectuels, et n'ayant à notre disposition ni les cliniques d'hôpitaux d'enfants, ni les cours et les bibliothèques des Facultés, c'est dans notre modeste bibliothèque, dans la lecture des gazettes médicales périodiques, et enfin dans nos observations personnelles, que nous avons puisé les matériaux nécessaires à la rédaction de ce Mémoire.

Nous nous estimerons heureux s'il peut être de quelque utilité. Dans tous les cas, il démontrera que nous nous intéressons à la santé de l'enfance par l'étude que nous avons faite, dans la mesure de nos moyens, d'une maladie bénigne qui, changeant subitement de face, devient redoutable par les accidents quelquefois mortels qu'elle détermine.

DU CORYZA

CHEZ LES ENFANTS DU PREMIER AGE

Tout leur est aquilon.

I

DÉFINITION

Quelques mots d'historique

On donne le nom de *coryza* (du grec κορυζα) à l'inflammation de la membrane muqueuse des fosses nasales. On lui a aussi appliqué les noms de *rhume de cerveau*, de *rhinite*, d'*enchifrènement* et de *gravedo*.

Le nom de *rhume de cerveau* lui vient des anciens et consacre une erreur anatomique. Nos pères en médecine s'imaginaient, en effet, qu'il existait des communications entre les cavités du nez et le cerveau et prétendaient que les sécrétions nasales descendaient des ventricules de cet organe. On sait aujourd'hui que celles-ci sont dues à la présence de glandes acineuses disséminées sur toute la surface de la pituitaire, et Schneider, qui a attaché son nom à cette membrane, est le premier qui ait réfuté cette erreur des anciens anatomistes.

Le coryza chez les enfants du premier âge, a surtout été étudié par Rayer, en 1820, et Billard, en 1837. Ce sont les premiers auteurs qui aient tracé un tableau fidèle de cette affection : le premier, dans une étude intitulée : *Note sur le coryza des enfants à la mamelle* ; le second, dans son *Traité des maladies des enfants nouveau-nés*. Depuis, d'autres savants médecins se sont occupés de l'étude de cette affection, et nous citerons parmi les principaux, Valleix, Rillet et Barthez, Guersant et Blache, Bouchut, Duplay, J. Simon, Legendre, etc., en France ; et à l'étranger, West, Honsell, Kusmaül, etc.

Tous ces auteurs ont constaté dans le coryza des enfants du premier âge, des symptômes, un pronostic, une marche différents de ce que l'on observe chez l'adulte, différents aussi de ce que l'on observe dans la seconde enfance.

II

CIRCONSTANCES

qui modifient les caractères du coryza
chez les petits enfants.

Quelles sont les circonstances qui modifient les caractères du coryza chez les petits enfants et qui rendent cette affection plus dangereuse que chez l'adulte ?

Tel est le premier point qu'il paraît nécessaire d'élucider avant d'entrer tout à fait en matière.

Or, ces circonstances, disons-le, se rapportent d'abord à l'âge du sujet, et ensuite à certaines conditions anatomiques et physiologiques qui lui sont inhérentes.

Ce sont ces conditions qu'il est utile d'indiquer.

Pour ce motif, nous avons recours aux travaux des anatomistes modernes, tels que Cruveilhier et Malgaigne, et de nos contemporains, comme Tillaux, Koth et Lorent, qui ont les uns et les autres étudié les modifications présentées par les fosses nasales aux divers âges de la vie.

Ces auteurs ont constaté que « la face est bien moins développée que le crâne, surtout dans ses diamètres verticaux et antéro-postérieurs. Lorsque l'enfant devient plus âgé, sa face augmente notablement de volume relativement à l'accroissement moins rapide du crâne, et, comme son poids ne doit pas dépasser celui du crâne, ses os se creusent d'excavations qui étaient nulles ou peu marquées immédiatement après la naissance.

« A ce moment, en effet, les cellules ethmoïdales n'existent pas ; elles n'apparaissent que dans le cours des quatre premières années ; le sinus frontal et le sinus sphénoïdal se développeraient au moment de la puberté, même plus tard, suivant Cruveilhier.

« Wirchow décrit cependant un petit enfoncement chez le nouveau-né, à la place qui sera occupée plus tard par le sinus sphénoïdal et dans lequel la muqueuse s'invagine. Le sinus maxillaire n'existe que sous la forme d'une petite fente antéro-postérieure.

« Koth et Lorent ont insisté plus spécialement sur quelques autres particularités anatomiques. La voûte palatine et le voile du palais sont plus horizontaux, moins encavés chez le nouveau-né. Le cornet inférieur présente la même direction, de telle sorte que son bord libre est très rapproché des fosses nasales ; le méat inférieur est donc très peu étendu.

« Chez l'adulte il devient plus considérable, grâce à la courbure qu'acquiert ultérieurement le cornet inférieur.

« Le méat moyen est relativement plus considérable après la naissance ; mais le bord antérieur du cornet moyen forme une ouverture semilunaire et est très rapproché du bord supérieur du cornet inférieur, de façon à limiter un orifice annulaire très étroit.

« Cette ouverture, plus étendue chez l'adulte, prend la forme d'une crosse, grâce à la courbure spéciale que prend le cornet moyen. La colonne vertébrale, dans la région du cou, est verticale chez le nouveau-né, elle ne présente pas de courbure ; il en résulte que le pharynx possède la même direction ; elle forme avec la direction des fosses nasales un angle droit, tandis qu'il est obtus chez l'adulte, et l'angle de réunion se trouve un peu en arrière de la synchondrose occipito-sphénoïdale. Le pharynx est cylindrique, et, à sa partie supérieure, les muscles prévertébraux forment une saillie plus notable que chez l'adulte.

« Cette particularité contribue à diminuer à la partie postérieure et supérieure, les dimensions de l'arrière-cavité des fosses nasales.

« L'orifice postérieur des narines est très étroit
et la trompe d'Eustache, au lieu de s'ouvrir dans
une petite excavation, s'ouvre sur une surface
plane. » *(Diction. encycl. des Sc. médic.,* p. 670
et 671).

D'après cela, il est facile de concevoir que si
la muqueuse nasale, — déjà très ténue, très
tendre, douée d'une vascularisation abondante
chez l'enfant, — vient à s'enflammer sous l'influence d'une cause quelconque, même la plus
légère, le gonflement de cette membrane joint à
un épanchement de mucosités viendra obstruer
les cavités nasales et gêner la respiration.

Qu'en résultera-t-il ? Que le pauvre petit être,
comme l'a fait remarquer Billard, ne pourra plus
respirer que par la bouche ; or, pendant le
sommeil, la respiration lui sera pénible, et pendant l'allaitement cette fonction deviendra impossible.

Telles sont les circonstances qui rendent le
coryza infantile d'une gravité exceptionnelle.

III

VARIÉTÉS

Le coryza, dans le premier âge, peut se présenter sous différentes formes. Relativement à sa marche, il se montre à l'état *aigu ;* en ce cas, il est primitif ou bien il signale le début d'un simple catarrhe des voies aériennes. D'autres fois, il passe à l'état *chronique.*

Cette forme de coryza chronique simple doit être très rare. Rillet et Barthez n'en signalent aucune observation personnelle ; seul, Billard en rapporte un exemple chez un enfant de 17 mois. (Billard, *Traité des maladies des nouveau-nés et des enfants à la mamelle,* p. 506).

On constate aussi, chez le nouveau-né principalement, un *coryza purulent,* qui peut être purulent d'emblée ou se développer seulement le troisième ou le quatrième jour après la naissance. Comme l'ophthalmie purulente, il se présente chez des enfants dont les mères sont atteintes de flueurs blanches ou de blennorrhagie avec ou sans syphilis. Nous désignerons cette variété de *coryza* sous le nom de *coryza par infection maternelle.*

Il est encore certaines variétés qui paraissent au moment de l'invasion ou pendant l'évolution d'une maladie infectieuse aiguë, comme la *grippe,* la *coqueluche,* la *rougeole* surtout, la *variole,* la *scarlatine,* l'*érysipèle,* la *diphthérie.* Ce sont des coryzas évidemment très rares ; mais, comme il n'est pas impossible de les rencontrer dans la pratique, nous étudierons ceux qui ont le plus d'occasion de se développer dans le jeune âge.

Enfin le coryza peut dépendre d'un état général scrofuleux ou syphilitique chez des enfants nés de parents atteints de diathèse de cette nature. Nous aurons donc à décrire un *coryza scrofuleux* et un *coryza syphilitique.*

TABLEAU DES CORYZAS

Coryza aigu simple ;
Coryza purulent par infection maternelle ;

Coryzas se rattachant à l'invasion ou à l'évolution d'une maladie infectieuse	Coryza de la grippe, — de la coqueluche, — de la rougeole, — de la variole, — de la scarlatine, — de l'érysipèle, — de la diphthérie ;
Coryza chronique	simple, scrofuleux, syphilitique ;

Coryza iodique.

IV

ÉTIOLOGIE

Les causes du coryza chez les enfants du premier âge sont de deux ordres : 1° les unes prédisposantes ; 2° les autres déterminantes.

Causes prédisposantes

Le coryza est d'autant plus fréquent qu'on se rapproche du moment de la naissance ; il est plus commun chez les nouveau-nés et chez les enfants à la mamelle que dans un âge plus avancé, vers 18 ou 20 mois. Les causes les plus légères déterminent l'irritation de la muqueuse pituitaire.

L'influence des sexes ne peut être appréciée à cette époque de la vie, et nous avons lieu de croire que cette maladie est aussi fréquente chez les garçons que chez les filles.

Le climat joue un certain rôle dans l'apparition du coryza ; on l'observe surtout chez les petits enfants qui habitent un pays bas et humide, d'un tempérament lymphatique, avec prédisposition plus ou moins grande à la scrofule. Dans un même pays, les localités placées dans ces conditions y sont plus exposées que les autres.

Les saisons ont aussi une grande influence sur la production du rhume de cerveau. Il est, en effet, digne de remarque que c'est surtout l'hiver et au printemps que s'observent les cas les plus fréquents.

Cependant, de même que pour les bronchites et les pneumonies, dans les saisons chaudes et tempérées, les variations brusques de température déterminent souvent des affections catarrhales de la muqueuse pituitaire.

On ne saurait nier aussi l'influence fâcheuse du milieu où vivent les enfants sur la muqueuse nasale.

Il est exact que ceux qui sont élevés dans de mauvaises conditions hygiéniques sont, de par ce fait, prédisposés au coryza. Les nourrissons des classes pauvres, entassés dans des habitations basses et humides où l'air est vicié, insuffisamment vêtus, sont plus susceptibles de contracter la maladie que ceux des classes aisées. Il est bien vrai que pour ces dernières, on peut adresser un reproche contraire : les enfants sont quelquefois trop chaudement habillés, et grâce alors à cette mauvaise habitude, ces petits êtres, constamment en sueur, deviennent plus impressionnables et contractent à chaque instant des coryzas.

Le lymphatisme, la scrofule, la syphilis sont autant de causes éminemment favorables au développement du coryza. Bouchut dit que cette affection est observée très fréquemment chez les enfants issus de parents scrofuleux. Il accorde même à cette étiologie une importance telle qu'il admet une variété spéciale de coryza, qu'il appelle coryza scrofuleux. D'autre part, on sait que l'inflammation de la pituitaire est souvent le résultat de la syphilis infantile. « C'est, dit Rollet, la manifestation la plus fréquente de la syphilis héréditaire des nouveau-nés. Ce coryza se déclare en même temps que les éruptions cutanées et comme un des accidents les plus précoces de la maladie. » (Rollet, *Traité des maladies vénériennes*, p. 978).

Les enfants nés de parents arthritiques ont aussi une prédisposition marquée aux fluxions catarrhales muqueuses et principalement de la muqueuse pituitaire.

Parmi les affections de voisinage nous devons signaler l'inflammation de la conjonctive comme susceptible de se propager à la muqueuse de

Schneider par le canal nasal, qui établit une communication facile entre les deux muqueuses.

Causes déterminantes

Nous citerons comme une des plus communes l'action atmosphérique ou plutôt météorologique. Le coryza, en effet, peut être déterminé par une impression de froid, par une transition brusque de température, par la respiration d'un air humide chargé de brouillards, enfin par l'insolation.

Chacun sait combien facilement sont affectées par un temps froid les muqueuses respiratoires. Ce fait est d'une notoriété trop vulgaire pour qu'il nous soit utile d'y insister. Il sera donc tout naturel, par les temps froids, d'observer chez les enfants un plus grand nombre de catarrhes des fosses nasales. De plus, ce ne sont pas les froids secs, mais les froids humides, comme les temps de pluie et de brouillards avec abaissement de température, qui engendrent surtout le coryza.

Une transition brusque de température détermine encore sûrement cette affection ; or, dès sa naissance, le pauvre bébé subit cette transition. « En effet, sortant d'un milieu dont la température était de 37 à 38°, prompt à se refroidir, comme les jeunes animaux et d'autant plus qu'il est débile, baigné par les liquides de l'utérus et du vagin, il est aussitôt péniblement impressionné par le froid extérieur et par le contact des liquides puerpéraux, et, avant qu'on ait fini de le laver, de le sécher et de le réchauffer, il a eu le temps de contracter un coryza qui peut être fatal, dans ces premiers jours, par l'obstacle apporté à la succion et à la respiration. » (Henri Roger, *Recherches cliniques sur les maladies de l'enfance*, p. 8).

Mais l'enfant a déjà quelques jours d'existence ; n'est-ce pas encore une frêle créature, ne prenant pour tout aliment qu'une faible quantité du lait de sa mère ? Si on le sort prématurément, dans ces conditions, il prendra un coryza, car, malgré les langes et les vêtements dont on l'entoure, il ne peut produire assez de chaleur par lui-même pour résister au froid extérieur.

Combien de nouveau-nés ont été victimes de sorties faites trop tôt après leur naissance ! Souvent ce ne sont pas seulement des rhumes de cerveau qui les atteignent, mais encore des bronchites ou des pneumonies mortelles !

Autrefois, l'obligation où étaient les parents de porter les enfants à la Mairie pour la constatation des naissances déterminait les plus fâcheuses conséquences. C'est ainsi que les nouveau-nés contractaient des coryzas. Aujourd'hui, grâce aux nombreuses pétitions adressées au Gouvernement, l'État-civil se contente de la déclaration du père, de l'accoucheur ou de la sage-femme.

De ce côté, il y a progrès au profit de l'enfance; mais, d'autre part, l'administration ecclésiastique oblige les parents à faire donner le baptême dans les quatre ou cinq premiers jours qui suivent la naissance.

L'exposition de leur tête et de leur cou nus à l'air froid des chapelles est ici une pratique vicieuse qui expose ces petits êtres à contracter des rhumes de cerveau, se manifestant souvent dès le lendemain de la cérémonie.

Dans des circonstances particulières ce sacrement est donné à domicile. « Il serait désirable, dit Fonssagrives, que l'exception devînt la règle générale pour l'ondoiement, qui permettrait, pendant l'hiver, d'attendre le complément qui serait donné à l'église... Les baptistères des églises paroissiales sont souvent placés près des portes de l'église et offrent, par conséquent, au vent un accès facile; il conviendrait dans leur disposition ou dans leur établissement, d'éviter cet inconvénient. »

Puis, relativement à l'emploi de l'eau pour le baptême, le même auteur ajoute : « L'usage de l'eau chaude devrait être général pour les mois froids de l'année ; il ne faut pas oublier que les rhumes chez les nouveau-nés ont une gravité extrême, même les rhumes de cerveau. » *(Diction. de la santé,* p. 120 et 121).

Un refroidissement général, le passage du chaud au froid, l'exposition à l'air extérieur pendant la saison rigoureuse, le refroidissement de l'enfant à la promenade sont donc des causes de coryzas ; l'action du froid sur la tête nue du bébé détermine aussi cette inflammation catarrhale de la muqueuse pituitaire ; on ne saurait donc autoriser ce sentiment de coquetterie si cher aux mères, qui consiste à retirer le bonnet à leurs enfants. « Chez les nouveau-nés, les cheveux sont en général très peu développés et insuffisants pour garantir leur tête des courants d'air ou de toutes les autres causes de refroidissement. » (Depaul, *Dict. encyc. des Sc. méd.,* p. 670).

Un lavage de la tête maladroitement fait peut encore déterminer un coryza ; il en est de même d'un refroidissement des pieds occasionné par l'urine lorsqu'on néglige de changer les enfants.

Ainsi, un refroidissement général comme un refroidissement partiel du corps amènent les mêmes conséquences fâcheuses.

Un enfant peut encore être pris de coryza lorsqu'il est soumis à une température plus élevée que celle du milieu ambiant ; c'est ainsi qu'on l'a vu se manifester après l'exposition à la chaleur d'un feu vif ou aux rayons d'un soleil trop ardent. Ces influences, qui paraissent en contradiction avec le froid, aboutissent cependant au même résultat ; elles agissent en congestionnant directement la muqueuse nasale à l'encontre de ce dernier agent, qui, lui, le fait indirectement ou par réaction. « Lorsqu'au retour du printemps, dit Billard, on s'empresse de promener les enfants au soleil, on les voit presque aussitôt éternuer et s'enrhumer ; la promptitude avec laquelle l'insolation agit sur la membrane pituitaire est d'autant plus grande qu'à la fin de l'hiver on est généralement moins accoutumé à l'impression du soleil. C'est peut-être par cette raison que le peuple regarde le soleil de mai comme très malfaisant. » (*Loc. cit.*, p. 502).

Il y a aussi chez les habitants des campagnes, dans nos contrées du moins, une habitude que prennent les nourrices et qui peut être pernicieuse pour les enfants : elle consiste à placer le berceau du bébé devant une cheminée contenant un feu vif. Ces bonnes gens ne pensent pas que le tirage qui appelle l'air des portes et des fenêtres plonge la couchette dans des courants d'air froid. Les pauvres petits êtres sont grillés d'un côté et gelés de l'autre Nous avons vu bien des cas de coryza déterminés par cette cause.

Mais doit-on toujours incriminer l'action du froid dans le développement du coryza? Ne peut-on pas aussi rapporter cette affection à un micro-organisme?

Cette théorie de l'origine du coryza a été soutenue par de bons observateurs. Quoi d'étonnant, en effet? La plus importante fonction des fosses nasales ne consiste-t-elle pas à donner un libre passage à l'air de l'extérieur dans les poumons? Il n'est donc pas impossible que des germes atmosphériques puissent pénétrer dans le nez à chaque inspiration. Ces micro-organismes retenus par le mucus se fixeraient sur la muqueuse nasale et détermineraient l'inflammation de cette membrane.

Enfin, on sait que le coryza purulent peut être le résultat de l'infection maternelle lorsque l'enfant, au moment de la naissance, se trouve en contact avec des liquides puerpéraux d'origine suspecte; et l'on n'ignore pas non plus que dans certaines maladies infectieuses, telles que les fièvres exanthématiques, l'érysipèle, la diphthérie, l'inflammation de la muqueuse nasale se rattache à l'invasion ou à l'évolution de ces états morbides.

D'autre part encore, l'administration de l'iode ou de ses composés à des enfants peut aussi déterminer ce que nous appellerons un coryza iodique.

V

SYMPTOMATOLOGIE

Coryza aigu simple

Il débute par de l'éternument, signe évident que l'enfant éprouve dans les fosses nasales une sensation de sécheresse accompagnée de picotement ou de prurit. Puis la muqueuse pituitaire déjà rouge, se tuméfie ; elle devient plus chaude et sécrète d'abondantes mucosités incolores, très filantes, très âcres.

Ces sécrétions rougissent, excorient et tuméfient le pourtour des narines et le sillon médian de la lèvre supérieure ; cependant, chez les nouveau-nés, ces phénomènes ne s'observent pas toujours ; ce n'est que chez les enfants un peu plus âgés qu'on peut les remarquer.

Les fosses nasales ne sont pas les seuls organes envahis par l'inflammation ; souvent la muqueuse du pharynx, du larynx et des bronches participe à l'état catarrhal ; de même, la trompe d'Eustache et la conjonctive peuvent aussi s'enflammer à cause de leur voisinage et de leurs relations anatomiques avec la muqueuse de Schneider; les yeux alors deviennent larmoyants. et les paupières se gonflent.

C'est généralement à cette période que les enfants éprouvent de la fièvre. Certains observateurs ont vu la température monter jusqu'à 40° : ce sont évidemment des cas exceptionnels ; plus souvent, la durée des manifestations pyrétiques est courte.

Enfin, au bout d'un temps plus ou moins long, deux ou trois jours, l'écoulement de la muqueuse, de clair qu'il était, devient jaune, verdâtre et puriforme ; il se détache difficilement, se dessèche au contraire très vite, et produit des croûtes qui obstruent les fosses nasales et les irritent.

Mais le symptôme le plus important du coryza provient des troubles respiratoires. Lorsqu'un enfant est en bonne santé, qu'il soit éveillé ou qu'il dorme, sa respiration est ordinairement calme, silencieuse. Il n'en est plus de même quand la muqueuse nasale est enflammée : alors elle devient sifflante et est accompagnée en même temps d'une sorte de ronflement. Ce sont les mucosités déplacées par l'air qui occasionnent ce phénomène, d'autant plus prononcé du reste, qu'elles sont plus épaisses ou plus abondantes. Il arrive même un moment où, la respiration nasale devenant impossible, celle-ci est remplacée par la respiration buccale.

L'enfant, en ce cas, tient constamment la bouche ouverte, ce qui lui donne un facies spécial, différent de celui qu'il a ordinairement. « Mais il arrive quelquefois que l'inspiration seule a lieu par la bouche, l'expiration s'effectuant par le nez : d'où, la succession de deux bruits distincts et dont on peut facilement se rendre compte... Ce sont ces troubles respiratoires, bruyants, que les Anglais désignent vulgairement sous le nom de *snuffle* (West). » (Depaul, *Dict. encyc. des Sc. méd.*, p. 673).

Il est clair que ces symptômes rendent l'allaitement difficile et même souvent impossible.

Lorsque le coryza n'est pas trop intense, lorsqu'il n'y a qu'un peu d'enchifrènement, l'enfant peut encore téter et se nourrir suffisamment; mais si le gonflement de la muqueuse et les sécrétions muco-purulentes viennent à augmenter, « alors, dit Billard, l'agitation, les cris et la physionomie de l'enfant expriment sa douleur et la gêne excessive qu'il éprouve. Si, dans ce moment, on lui donne le sein, son état d'anxiété et de suffocation redouble ; il abandonne le mamelon, parce qu'il ne peut plus exercer la succion puisqu'il ne respire plus par la bouche, et que celle-ci se trouve alors remplie par le mamelon et par le lait qui s'en écoule, de sorte que, se trouvant continuellement agité par le besoin de la faim et l'impossibilité de la satisfaire, il tombe bientôt épuisé de fatigue, de douleur et d'inanition et ne tarde pas à périr avant même d'être arrivé à un degré de marasme avancé. » (Billard, *Loc. cit.*, p. 502).

Coryza purulent ou par infection maternelle.

Le coryza purulent apparaît chez le nouveau-né lorsque celui-ci, au moment de son passage à travers les organes génitaux de sa mère, s'est trouvé en contact avec des liquides puerpéraux d'origine suspect ou non. Si la mère est atteinte de blennorrhagie, il se l'est inoculée en passant ; il y a eu contagion directe, ses narines étant une porte ouverte à la contamination.

Dans ce cas, le coryza peut être purulent d'emblée ; c'est un vrai coryza blennorrhagique, donnant lieu à l'écoulement par les narines, d'une sérosité épaisse, jaunâtre et purulente, au milieu de laquelle les chercheurs ont trouvé le gonoccocus caractéristique.

Au lieu de survenir d'emblée, cette variété

d'inflammation de la muqueuse pituitaire peut ne se développer que le troisième ou le quatrième jour après la naissance.

Lorsque ce sont simplement des sécrétions vaginales qui ont déterminé le coryza par leur introduction dans les narines de l'enfant, les symptômes paraissent moins graves et sont simplement de nature catarrhale.

Quoi qu'il en soit, dans les deux cas, le gonflement de la muqueuse d'une part, et l'écoulement purulent de l'autre, amènent les mêmes obstacles à la respiration et à l'allaitement du nouveau-né.

Coryzas se rattachant à l'invasion ou à l'évolution d'une maladie infectieuse aiguë.

Coryzas de la grippe et de la coqueluche. — Nous ne ferons que mentionner le coryza de la grippe et celui de la coqueluche, et nous dirons que le premier n'est que le prodrome ou l'un des éléments constitutifs de l'affection elle-même ; la grippe étant épidémique et pouvant sévir à tous les âges peut donc atteindre aussi le petit enfant. La seconde maladie, la coqueluche, manifeste aussi, pendant sa première période, les symptômes d'un catarrhe oculo-nasal ; il y a des éternuments et du larmoiement.

Dans le coryza de la grippe et dans celui de la coqueluche, il ne nous a pas été donné d'observer les troubles respiratoires graves signalés dans l'inflammation simple de la muqueuse nasale : cela tient probablement à ce que ces affections atteignent plutôt les enfants au dessus de deux ans.

Coryza des fièvres éruptives.

Coryza de la rougeole. — Dans les fièvres éruptives, le coryza est l'un des prodromes ou l'un des symptômes concomitants le plus commun de la plupart de ces affections. Dans la rougeole, on l'observe constamment : il suit la maladie dans ses périodes d'invasion et d'éruption. Il se distingue du coryza simple en ce qu'il est toujours accompagné d'un mouvement fébrile et d'un état catarrhal de la conjonctive et des voies respiratoires : un coryza intense avec toux, conjonctivite et larmoiement, est l'indice de l'apparition prochaine de l'éruption rubéolique.

De même que dans le rhume de cerveau simple, le début s'annonce par une congestion de la muqueuse avec éternuments et enchifrènement, puis cette membrane sécrète un liquide séreux un peu âcre.

Dans la seconde période, le mucus devient

plus épais, et chez les enfants cachectiques, lymphatiques, il se durcit souvent en croûtes, obstrue les fosses nasales et gêne la respiration. Généralement, à la période de desquamation, le coryza cesse. Cependant, on le voit quelquefois persister et devenir le point de départ d'accidents sérieux.

C'est ce que nous avons constaté, l'année dernière, pendant une épidémie de rougeole, chez un enfant de 14 mois, dont nous donnons l'observation :

Dans la nuit du 5 au 6 juillet 1887, on vint nous chercher pour l'enfant H... F..., qui venait d'avoir la rougeole et qui suffoquait. A notre arrivée, nous trouvâmes le bébé au moment de la période de desquamation ; il respirait avec peine ou plutôt ne pouvait respirer que par la bouche. Parfois sa face devenait violacée, et l'on entendait dans ses fosses nasales un sifflement et un ronflement. Cet enfant étant élevé au biberon, nous lui présentâmes l'appareil qu'il saisit avidement pour se rejeter en arrière après une tentative de succion.

Dès qu'il cherchait à s'endormir, il se réveillait au bout d'un instant, en suffoquant et en criant. Les parents très inquiets croyaient leur bébé pris d'une fluxion de poitrine consécutive à la rougeole ; mais il n'en était rien, car l'auscultation, assez difficile à faire, nous permit cependant de constater qu'il n'existait rien d'alarmant du côté des bronches et des poumons. Du reste, l'obstacle ne venait pas de la poitrine ; il était facile de voir qu'il résidait dans les fosses nasales. Celles-ci, en effet, étaient remplies de mucus desséché ; nous en sortîmes une partie à l'aide d'une épingle à cheveux et nous fîmes une injection d'eau de sureau tiède. Cette injection provoqua un éternument et l'issue de mucosités collantes et verdâtres.

L'enfant respira un peu mieux ; mais, comme la muqueuse paraissait passablement rouge et gonflée, il y avait encore de la gêne. Cependant l'enfant put prendre son biberon et s'endormir un peu.

Nous prescrivîmes alors une solution boriquée à 4 °/₀ et nous conseillâmes aux parents de réitérer les injections avec ce liquide chauffé légèrement.

Lorsque nous revînmes, le lendemain, nous constatâmes que les phénomènes observés pendant la nuit s'étaient atténués. Pas de fièvre, 110 à 115 pulsations ; un peu de toux grasse, restant de la bronchite morbilleuse, symptôme que nous avions remarqué à notre première visite, mais qui n'offrait rien de grave ; quelques gros râles bulleux. Continuation du même traitement, et, en plus, une petite potion avec 5 centigrammes de kermès.

7 juillet. — Une amélioration se manifeste dans l'état du malade, qui respire mieux ; néanmoins, il y a encore un suintement par le nez ; mais, la respiration étant plus facile, l'enfant peut prendre son biberon et se nourrir.

8 juillet. — Rien de particulier jusqu'au 10 juillet, époque à laquelle l'écoulement revient plus abondant, ce qui rend encore la respiration bruyante et difficile.

L'enfant avait-il pris froid ? Cela était possible.

Nous reprenons les injections boriquées que l'on avait abandonnées depuis quelques jours. A partir de ce moment, la guérison s'affirme de jour en jour, et, le 15, il ne reste plus trace du coryza.

Le 20, l'enfant est pris d'une otite interne, dont il ne peut guérir qu'au bout d'un temps assez long. — On n'ignore pas, en effet, que la rougeole s'accompagne malheureusement d'une façon fréquente de cette complication auriculaire.

Les relations anatomiques qui unissent l'espace naso-pharyngien avec l'oreille moyenne par la trompe d'Eustache font tout de suite penser au retentissement que peuvent avoir sur elle les affections de cet espace.

On a aussi vu, dans certaines circonstances, le coryza de la rougeole devenir le point de départ d'un eczéma des fosses nasales, ou même d'un coryza chronique chez des enfants à tempéraments lymphatiques et à tendances scrofuleuses. On a observé encore que des coryzas pseudo-membraneux pouvaient se développer pendant la convalescence de la rougeole.

Coryza de la scarlatine. — Le coryza scarlatineux est une rare complication de cette affection qui, du reste, se montre peu chez les nouveau-nés avant la première année. Il ne paraît être qu'un prolongement de l'angine caractéristique de la maladie. Quelquefois pourtant, le coryza se dessine nettement et semble constituer un symptôme très grave. C'est du moins sous cet aspect qu'il s'est présenté dans les épidémies décrites par Huxham, Withering et Guérelin, et dans la plupart des cas où l'on a observé la scarlatine à l'état sporadique.

En même temps que l'éruption se fait à la peau, une autre, de même nature, se développe dans la bouche, le pharynx, et gagne les fosses nasales par leur orifice postérieur. Il en résulte pour les enfants une gêne considérable dans la respiration et dans la déglutition. Mais, habituellement, le coryza se montre dans la scarlatine à titre d'accident appartenant au groupe des symptômes secondaires, sous la forme pseudo-membraneuse. L'obstacle à la respiration est d'autant plus considérable que la tuméfaction de la pituitaire est plus forte et les pseudo-membranes sont plus nombreuses.

Coryza de la variole. — Il n'est pas impossible de rencontrer cette variété de coryza chez les enfants du premier âge, en temps d'épidémie. Elle est rare comme phénomène prodromique ; on la rencontre ordinairement pendant la période d'éruption : la membrane pituitaire, en effet, comme la peau et les autres muqueuses, est le siège d'un développement de pustules varioliques s'accompagnant nécessairement d'un certain degré d'inflammation.

Le début s'annonce par des signes d'une vive irritation ; il y a des éternuments, de l'enchifrènement ; puis, les pustules apparaissent. Le gonflement de la muqueuse et la présence de ces dernières déterminent les symptômes de sifflement et de ronflement que l'on constate dans le coryza simple, ainsi qu'une gêne respiratoire très intense.

Cette gêne persiste au moment de la période de desquamation, car les croûtes et les mucosités qui s'amoncèlent dans les fosses nasales obstruent ces cavités.

Nous avons observé, cette année même (août 1888) un cas de coryza varioleux chez un enfant de 9 mois, non vacciné, qui a succombé à l'infection. L'obstruction nasale devint telle que, malgré des irrigations répétées, il nous fut impossible de dégager les narines pour livrer passage à l'air. L'enfant ne pouvait téter, et l'alimentation à la cuiller était insuffisante.

Coryza érysipélateux.

Depuis longtemps on a constaté que le processus érysipélateux doit être classé parmi les maladies infectieuses.

L'érysipèle des muqueuses n'est plus contesté ; il accompagne d'ordinaire les mêmes lésions du cuir chevelu, mais il peut être aussi primitif : des observations l'ont prouvé. La misère, la malpropreté, les mauvais soins, le mauvais état général du sujet sont les causes de l'affection, reconnue également comme étant d'origine microbienne.

Chez les nouveau-nés, la moindre solution de continuité, une simple excoriation de la peau peut être une porte ouverte à la pénétration des micro-organismes dans l'économie et déterminer l'apparition de l'érysipèle.

Que peut-il arriver alors ? Que la maladie, envahissant le cuir chevelu et la face, peut aussi s'étendre aux fosses nasales. La muqueuse pituitaire est en ce cas considérablement tuméfiée ; de sèche qu'elle est au début, elle laisse plus tard couler des mucosités, quelquefois sanguinolentes, qui viennent obstruer les narines.

De là résultent des accidents de suffocation excessivement graves. D'autre part, à mesure que ces symptômes évoluent, l'état général est marqué par une grande excitation ; il y a des troubles digestifs très accusés; souvent aussi, des complications graves se déclarent du côté des méninges, et la mort en est la conséquence. Dans l'observation suivante d'un érysipèle de la face, accompagné de coryza érysipélateux, le petit malade qui en fut atteint, succomba aux suites d'une entérite violente :

L'enfant B.., âgé d'un mois et demi, est pris, le 24 octobre 1887, d'un érysipèle à la face. Élevé au biberon, cet enfant n'eut pas tous les soins que comporte ce mode d'allaitement ; et c'est au milieu de mauvaises conditions hygiéniques que s'est développée l'affection.

L'inflammation débute par l'oreille droite, puis envahit la joue et les paupières du même côté. Le nez est ensuite pris ; il s'œdématie considérablement, devient tendu et luisant; enfin le côté opposé de la face, le front et une partie du cuir chevelu sont à leur tour enflammés. La peau est plutôt rosée que d'une rougeur intense ; agitation, insomnie, fièvre violente.

Nous prescrivons des applications de pommade boriquée à la vaseline.

Le 25. — L'érysipèle atteint les fosses nasales ; la peau du nez est toujours tendue et luisante et la muqueuse nasale gonflée ; l'enfant éternue souvent ; il peut boire à son biberon.

Le 26. — Le boursouflement de la pituitaire augmente ; la respiration devient bruyante et ronflante ; le bébé essaie de téter, mais il lâche son biberon en criant. Nous prescrivons le lait à la cuiller, des injections nasales boriquées et des injections émollientes dans l'intervalle.

Le 27. — La gêne respiratoire pendant la nuit, est tellement considérable que l'on crut que le petit malade allait mourir asphyxié. Cependant, dans la journée, grâce aux irrigations, les cavités nasales deviennent un peu plus perméables à l'air.

Le 28. — Les surfaces primitivement envahies par l'érysipèle sont peu à peu abandonnées : ainsi l'oreille droite et la joue du même côté ; mais le nez est encore rouge et œdématié et la respiration nasale toujours pénible. Cependant l'enfant tette un peu.

Le 29. — Le nez a diminué de volume et de rougeur ; intérieurement, les fosses nasales sont plus libres, la respiration moins bruyante ; l'enfant a pris son biberon, mais il a vomi le lait. Dans la journée, de la diarrhée succède aux vomissements. Le ventre est tendu, douloureux à la pression, la langue très sèche, le pouls cependant normal. On coupe le lait du biberon avec de l'eau de riz gommée ; cataplasmes sur le ventre ; lavements amidonnés et laudanum (1/2 goutte.)

Le 30. — Les vomissements continuent, l'état général est le même ; maigreur très accentuée. Potion au bismuth et eau de chaux.

Le 1er novembre. — Il n'y a plus de vomissements ; mais le dévoiement, la tension du ventre et l'amaigrissement continuent. La face ridée indique une grande douleur. Lavements amidonnés, etc.

Le 2. — Même état général ; continuation de la diarrhée, dont les matières sont mélangées de jaune et de vert. Potion acide lactique, 2 gr. ; sirop, 20 gr. ; eau distillée, 80 gr. par cuillerée à café après les tetées ; cataplasmes et huile de camomille camphrée sur le ventre.

Du 2 au 4. — Les symptômes marchent rapidement ; l'affaiblissement est extrême ; les joues se creusent de plus en plus ; l'enfant a la figure

d'un petit vieillard : peau blafarde et terreuse ; cri
d'une faiblesse extrême ; mort le 4, au matin.

Comme on vient de le voir, ce n'est pas l'ex-
tension de l'érysipèle aux fosses nasales qui a
entraîné la mort du sujet, mais l'entérite consécutive à l'affection.

On doit donc admettre, selon nous, que l'érysipèle, en envahissant les cavités du nez, a
trouvé là une porte d'entrée favorable à la diffu-
sion de l'infection, et que les phénomènes d'inflammation intestinale observés n'étaient autres
que ceux de la maladie, généralisée dans les
organes internes.

Coryza diphthéritique.

La diphthérie, qui est surtout une maladie de
l'enfance, est rare de la naissance à un an ;
cependant certains auteurs en ont vu des exemples, et nous-même en avons constaté des cas
chez des enfants de 9 à 12 mois.

Cette affection, de nature infectieuse, peut
naître spontanément ou bien résulter d'une
influence épidémique.

La localisation de cette maladie sur la muqueuse pituitaire constitue le coryza diphthéri-

tique et elle caractérise même le mieux l'infection. Ce coryza peut être consécutif à une angine
de même nature ou bien se développer en
même temps qu'elle ; il peut aussi être suivi de
l'angine et du croup. On l'a vu encore coïncider
avec des fausses membranes de la peau, des
organes génitaux, de l'anus et même des bronches sans l'intermédiaire du larynx et de la
trachée (Sanné).

Quoi qu'il en soit, le docteur Sanné, dans son
Traité de la diphthérie, donne du coryza diphthéritique la description suivante : « L'enchifrènement accompagné d'une certaine rougeur de
l'orifice des narines, forme un des premiers
symptômes de l'affection. A très court intervalle,
sinon en même temps, on voit filtrer un écoulement nasal, séreux, muqueux, incolore, puis
jaunâtre, assez souvent sanguinolent ; il exhale
une odeur spéciale, qui peut être fétide, mais qui
n'est pas celle de la gangrène et de l'ozène. A
une époque un peu plus avancée, des fragments
de fausses membranes sont rendus dans les
efforts que fait le malade pour se moucher. »
Nous dirons que chez les petits enfants, c'est
surtout pendant l'acte de l'éternûment qu'elles
sont expulsées, soit que celui-ci soit spontané,
soit qu'il soit provoqué par des irrigations nasales.

« D'abord très peu abondant, l'écoulement ne

forme qu'un léger suintement ; il consiste seulement en une goutte de sérosité claire que l'on fait sourdre en pressant la narine. Il augmente bientôt d'abondance et baigne la lèvre supérieure, qu'il rougit, tuméfie et même corrode quelquefois. Ce *jetage* a lieu d'un seul côté d'abord, puis de l'autre successivement, et quelquefois des deux côtés d'emblée. Les narines sont alors tapissées à l'intérieur de fausses membranes blanches, minces, résistantes au début, jaunâtres, brunes plus tard. L'examen avec le *speculum nasi* peut montrer jusqu'à quel point les fosses nasales sont envahies.

« Souvent la fausse membrane déborde les narines et s'étend sur l'extrémité de la cloison, s'étale même sur la lèvre supérieure. Les ailes du nez sont tuméfiées ; la rougeur, limitée dans le principe, à leurs bords, monte et gagne le nez lui-même, dont la peau devient tendue, luisante, érysipélateuse. »

Il est facile de concevoir que dans de semblables conditions la respiration nasale puisse devenir sifflante et ronflante. A un moment donné même, les pauvres enfants qui sont atteints de ce coryza ne respirent plus que la bouche entr'ouverte.

A ces symptômes s'ajoutent encore des épistaxis.

De même que le coryza simple, le coryza diph-théritique peut s'étendre au canal nasal et à la conjonctive en traversant les points lacrymaux, au pharynx, à la trompe d'Eustache, et de là envahir l'oreille moyenne.

Dans ces derniers cas, nous l'avons vu déter-miner des douleurs tellement vives dans les oreilles que les pauvres enfants refusaient de prendre les liquides qu'on leur offrait.

Nous pourrions citer l'observation d'un enfant de 20 mois, chez lequel ce phénomène s'est pré-senté.

Les symptômes généraux du coryza diphthéri-tique sont ceux de la diphthérie infectieuse, toxique ou maligne. Cette affection est, il faut le dire, d'une extrême gravité.

Billard, Rillet et Barthez, Bouchut, dans leurs traités spéciaux sur les maladies des enfants, ont décrit une variété de *coryza pseudo-membraneux* qui ne dépendrait pas d'un état diphthéritique. Ce serait un coryza plastique absolument local, comme l'angine couenneuse est une angine plas-tique et non pas une angine diphthéritique. Les fausses membranes qui le constituent sont, en effet, — d'après les auteurs, et Laboulbène entre autres, — différentes des fausses mem-branes diphthéritiques, en ce sens qu'elles con-tiennent moins de fibrine et une plus grande abondance de matière amorphe granuleuse et de globules purulents (Laboulbène, *Recherches cliniques et anatomiques sur les affections pseudo-membraneuses*, p. 91).

D'autre part, ces concrétions membraneuses restent limitées à quelques points de la muqueuse nasale et n'ont point de tendance à s'étendre ; elles sont plus souvent placées à l'orifice des narines qu'à l'intérieur, et la muqueuse qui les recouvre est rouge, gonflée et saignante en certains endroits.

Elles sont plus accessibles aux moyens de traitement employés contre elles. Cependant Billard, qui a observé plusieurs fois ces concrétions, dit que, dans certains cas, elles peuvent dépasser les narines et s'étendre au pharynx et au larynx ; mais il n'existe pas de jetage comme dans le coryza diphthéritique vrai.

West, qui a étudié aussi cette variété de coryza couenneux, le désigne sous le nom de coryza malin et le considère comme ayant une grande analogie avec la diphthérie.

Quoi qu'il en soit, la présence de ces fausses membranes, simples ou non diphthéritiques, dans les fosses nasales, apporte toujours un obstacle à l'exercice des fonctions respiratoires chez les enfants du premier âge.

Coryza chronique.

Existe-t-il un coryza chronique simple ?

Comme nous l'avons dit, au début de ce travail, parmi les auteurs qui se sont occupés de cette affection, seul, Billard (1) en cite une observation. L'enfant qui en fut atteint conserva pendant près d'un an la respiration bruyante et difficile avec un suintement muqueux très abondant par le nez.

De temps en temps survenait un peu d'amélioration ; puis l'écoulement et les troubles respiratoires revenaient ; peu à peu, le sujet tomba dans le marasme et mourut.

A l'autopsie, on trouva la muqueuse des fosses nasales rouge, tuméfiée et d'une si grande mollesse qu'il suffisait de l'effleurer avec l'ongle pour la réduire en une bouillie rougeâtre et sanguinolente.

Coryza chronique scrofuleux.

Le coryza chronique est ordinairement lié à la scrofule, surtout lorsqu'à cet état diathésique

(1) Billard, *loc. cit.*, p. 506.

s'associe un certain degré d'herpétisme ou d'arthritisme. Cette forme de l'affection peut quelquefois s'établir d'emblée. Les enfants qui en sont atteints présentent un écoulement nasal accompagné d'éternûments et de sifflement naso-guttural. La respiration évidemment gênée détermine chez eux l'ouverture habituelle de la bouche. L'écoulement est tantôt transparent, tantôt opaque, jaunâtre, puriforme, quelquefois verdâtre. Souvent les mucosités se dessèchent sous forme de croûtes, et ce sont elles qui obstruent les fosses nasales. Dans certains cas elles sont rougeâtres, formées de sang concrété ; elles se renouvellent aussi souvent, car l'enfant, s'il est d'un certain âge, les arrache à chaque instant.

Le coryza scrofuleux peut s'étendre à la cavité pharyngo-nasale ; alors, les sécrétions morbides, prenant leur cours par l'orifice postérieur des fosses nasales dans le pharynx, gênent la déglutition et la respiration.

Coryza syphilitique.

Le coryza syphilitique est le résultat de la diathèse syphilitique, et c'est une des manifestations la plus fréquente de cet état général chez les nouveau-nés et chez les enfants du premier âge.

Dès le début, les symptômes qui éveillent l'attention de la nourrice sont, comme dans le coryza simple, l'enchifrènement, la difficulté de la respiration nasale et une sorte de bruit de nasillement qui se fait entendre lorsque l'enfant tette.

Bientôt son nez rougit et se tuméfie, et les narines laissent échapper un liquide séreux et filant, devenant, à certains moments, séro-sanguinolent et purulent.

Cette humeur se dessèche et vient former des croûtes à l'orifice des fosses nasales. Bertin, cité par Rollet (Rollet, *Loc. cit.*, p. 978), a vu trois enfants affectés de coryza syphilitique, dont l'écoulement s'était concrété au point d'obstruer complètement l'ouverture des cavités du nez. On comprend que dans ce cas, la respiration soit embarrassée par ces obstacles, la succion du sein difficile, quelquefois même impossible.

Lorsque, par le fait du gonflement et du ramollissement de la muqueuse nasale, le liquide sécrété devient sanguinolent, les croûtes qui se forment sont de couleur brunâtre; elles se détachent quelquefois de l'intérieur du nez ; mais, une fois détruites, elles se reforment facilement.

L'orifice des narines est aussi le siège de nombreuses fissures, elles-mêmes sanguinolentes.

Dans cette forme de coryza, les deux narines sont ordinairement prises en même temps.

Les enfants atteints de cette affection ont, en général, la figure de petits vieillards ; leur teint est ridé et plombé et ils sont d'une maigreur excessive. Souvent leur nez paraît écrasé à la racine ; sur leur corps on rencontre un grand nombre de papules cuivrées, des taches dont la couleur rappelle celle du jambon fumé, et, aux régions sous-occipitales et inguinales, des ganglions quelque peu tuméfiés, durs et indolents.

Bouchut, dans son *Traité des maladies des nouveau-nés*, dit que les cas de coryza syphilitique ne sont pas rares chez les enfants en bas âge. Il en cite lui-même une observation chez un enfant de 4 mois. M. A. Deville lui en a communiqué quatre autres.

Tous ces petits êtres devaient le jour à des mères infectées de syphilis. Une des observations de Deville est rapportée dans l'ouvrage de Bouchut (p. 1065 et 1066).

Dans le cours de notre pratique, il nous a été donné d'observer aussi deux cas de coryza de cette nature, chez des enfants dont les parents étaient atteints de syphilis et n'avaient jamais suivi de traitement spécifique prolongé. Voici ces deux observations :

F... J... fait l'objet de la première. Il est âgé

de 5 mois. C'est en mars 1874 que l'on vint nous chercher pour lui donner nos soins.

Le père, marin-pêcheur, a contracté la vérole pendant qu'il était au service de l'État et ne s'est jamais bien soigné.

Dans ces conditions, il se marie imprudemment et donne la maladie à sa femme, à laquelle il avoue sa faute. Tous les deux consultent un médecin ; un traitement spécifique leur est prescrit. Malgré tout, la femme, étant encore sous l'influence de l'infection générale, devient enceinte et accouche d'un enfant atteint de pemphigus à la plante des pieds et aux mains. On lui fait suivre une médication, et, au bout de quelques mois, les boutons bulleux disparaissent.

La mère pensant son enfant guéri, cesse tout traitement.

Un jour cependant, l'enfant prend froid et s'enrhume du cerveau ; sa respiration est embarrassée, il tette difficilement au biberon auquel on l'élève, l'allaitement au sein ayant été défendu. A l'orifice des narines existent des croûtes noirâtres. Quand elles tombent, il s'écoule un peu de sang. Ce fait ayant inquiété les parents, ceux-ci nous avaient fait demander.

Après nous avoir donné connaissance de leurs antécédents, nous leur demandâmes si l'enfant n'était pas déjà enchifrené : ils nous répondirent que depuis sa naissance, il éprouvait bien un peu de gêne dans sa respiration nasale, qu'il avait un léger écoulement par le nez, mais que jamais il n'avait été sanguinolent.

Évidemment, nous avions affaire à un coryza syphilitique, qui s'était aggravé sous l'influence du froid humide de mars. Du reste, des taches suspectes qui existaient encore sur la peau, confirmaient notre diagnostic.

Le traitement suivant fut donc prescrit : 1° Injections au sulfate de zinc à 2 %, quatre fois par jour dans les narines ; pommade au calomel sur les excoriations de la muqueuse accessibles ; — 2° à l'intérieur, liqueur de Van Swiéten dans du lait tiède, à commencer par 10 gouttes par jour ; un peu plus tard, iodure de potassium.

Au bout de quelques jours de ce traitement, l'amélioration ne tarda pas à se montrer ; après deux mois, le petit malade était complètement guéri. Par mesure de précaution, nous lui fîmes prendre encore, pendant quelque temps, la dose quotidienne de 5 centigrammes d'iodure de potassium. Aujourd'hui, cet enfant, devenu fort et vigoureux, navigue comme mousse à bord d'une barque de pêche.

Notre seconde observation est relative à l'enfant L... M..., âgé de 4 mois. C'est le troisième d'un père et d'une mère syphilitiques. Le premier est venu au monde mort-né, au sixième mois de la grossesse ; le second, né à terme, a présenté sur le corps divers accidents éruptifs, dont il a guéri grâce à un traitement spécifique. Au moment de la naissance du troisième, la mère, qui a négligé de se soigner, est atteinte d'un exostose du tibia gauche ; naturellement, le bébé, en venant au monde, devait présenter des accidents syphilitiques. Au pourtour de l'anus il avait, en effet, des plaques muqueuses ; de plus des ulcérations ressemblant à des aphtes, apparaissaient sur ses lèvres et dans sa bouche. On lui fit suivre un traitement local et général. Malgré son état de faiblesse et de maigreur, il paraît supporter le mode d'allaitement auquel il est soumis, — le biberon, — et semble vouloir vivre.

Cependant, depuis sa naissance, il a toujours eu un peu d'enchifrènement et un peu d'écoulement séreux par les narines ; mais ces derniers symptômes n'avaient rien d'inquiétant pour le moment. Ce ne fut que le 31 juillet 1884, à l'âge de 4 mois et quelques jours, qu'il y eut une aggravation dans son état.

Pendant la nuit, les parents vinrent nous chercher pour cet enfant, qui, disaient-ils, avait le croup. On lui avait administré du sirop d'ipéca pour le faire vomir ; mais ce moyen n'avait donné aucun résultat.

A notre arrivée, nous trouvâmes le petit être respirant difficilement. Il avait continuellement la bouche ouverte. Lorsqu'on lui présentait le biberon, il le prenait, essayait de sucer, mais le rejetait après quelques efforts de succion et en jetant des cris. Dans sa gorge et dans ses narines on entendait des sifflements et des ronflements. Par le nez s'écoulait un liquide purulent et sanguinolent, et à l'orifice de cet organe, on percevait de nombreuses fissures, elles-mêmes sanguinolentes. Sans aucun doute, d'après les symptômes présentés et les antécédents de l'enfant, nous vîmes qu'il s'agissait d'un coryza syphilitique. En conséquence, nous prescrivîmes des injections de liqueur de Van-Swiéten dédoublée tiède dans les fosses nasales ; pommade au calomel sur les fissures, et à l'intérieur 10 gouttes de la liqueur *Ut suprà*, dans le lait de son biberon.

2 août. — Il n'y a aucune amélioration ; l'enfant ne peut plus téter et on est obligé de lui donner le lait à la cuiller. En plus des injections de liqueur de Van-Swiéten, nous prescrivons des injections émollientes.

3 août. — L'enfant dépérit considérablement ; il a constamment la bouche ouverte ; son nez est

complètement obstrué par des croûtes noirâtres sanguinolentes ; assoupissement, prostration. Pendant l'intervalle de nos visites, les injections nasales sont mal faites et même négligées. Les parents ne croient pas que l'obstacle vienne du nez et s'obstinent à penser que leur bébé a le croup, à cause du ronflement que l'on entend dans sa gorge.

4 août. — L'état s'aggrave de plus en plus ; l'altération des traits indique une mort prochaine, et, en effet, le pauvre petit être succombe dans la nuit.

VI

COMPLICATIONS

Dans le premier âge les maladies ont une tendance à se généraliser ; ainsi, le coryza mène à la bronchite et celle-ci à la pneumonie par affinité et continuité de tissus.

Lorsque la bronchite complique l'inflammation de la muqueuse nasale, — et c'est le cas le plus commun, — la propagation semble se faire de proche en proche par les mucosités nasales qui coulent dans le pharynx et le larynx, irritant ces muqueuses comme elles irritent les fosses nasales. D'un autre côté, nous l'avons déjà dit, l'inflammation peut se propager par le canal nasal et atteindre la conjonctive. D'autre part encore, la trompe d'Eustache peut aussi être atteinte. Il ne peut être ici question de la participation des sinus à la phlegmasie, car ceux-ci n'existent pas dans le jeune âge.

Outre ces complications, il n'est pas rare de voir des adénites coïncider avec l'apparition du coryza, quelle que soit sa forme.

Dans le coryza diphthéritique et dans le coryza syphilitique, dans celui d'origine scrofuleuse, il est habituel de voir les ganglions lymphatiques voisins s'engorger, devenir tendus, quelquefois douloureux dans le premier, indolents dans les deux autres.

Mais les complications les plus graves qui surviennent sont des *troubles asphyxiques*, des *lésions pulmonaires* et des *accidents cérébraux*.

Nous savons déjà que les accès de dyspnée sont dus au gonflement, à la turgescence de la muqueuse nasale ainsi qu'à l'abondance des hypersécrétions muco-purulentes dans le coryza ; or, il est encore une complication signalée par

Bouchut (*Loc. cit.*, p. 250) qui peut produire l'asphyxie : c'est *l'aspiration et le retrait de la langue en arrière.* Cet auteur a observé plusieurs fois ce phénomène : « L'air pénètre incomplètement par les narines et passe surtout par la bouche restée ouverte à cet effet. Il entraîne la lèvre inférieure en arrière comme une soupape ; il fait de même pour la langue qui se redresse, se recourbe et applique sa face inférieure sur le voile du palais de façon à obstruer la cavité buccale. Plus les enfants sont affaiblis et plus le phénomène est apparent. Il en résulte un obstacle à l'hématose, qui s'ajoute aux effets produits par la succion des mamelles ; sous l'influence de cette double cause de dépérissement, les enfants maigrissent, deviennent pâles, blêmes, froids, perdent le pouls et ne tardent pas à succomber. »

Honsell et Küssmaul admettent aussi cette aspiration et ce retrait de la langue en arrière. Ce dernier cite même l'observation d'un enfant de six mois que l'on dut nourrir, pendant une semaine, à l'aide de la sonde œsophagienne.

Il n'est pas douteux que toutes les formes du coryza puissent se compliquer d'affections cérébrales. Le voisinage de l'inflammation détermine vers le cerveau une irritation plus ou moins vive, capable d'amener une hydrocéphalie aiguë, — comme Billard en a rapporté un exemple, — ou

des accidents non moins funestes. L'assoupissé-
ment, la prostration, les convulsions même que
les enfants éprouvent pendant le coryza ne sont-
ils donc pas aussi des signes évidents d'une
excitation cérébrale ?

Enfin, nous signalerons comme complication
tout à fait exceptionnelle, des convulsions choréiformes observées par le docteur Corriveaud, chez
un nourrisson d'un mois atteint de coryza, et
considérées par cet auteur comme un exemple
d'action réflexe d'origine nasale. Cette observation, à cause de sa rareté, mérite d'être citée en
entier :

« J'étais appelé, dit ce distingué confrère, le
mardi, 22 mars dernier, auprès d'un enfant d'un
mois, — allaité par une nourrice, — jusque-là
très bien portant et même très beau. Depuis le
dimanche précédent et sans cause appréciable,
au dire des parents, ce bébé avait été pris de
convulsions à peu près continuelles. Il n'avait
point vomi, se vidait bien, continuait à téter ;
mais ses membres se tordaient, me dit-on, en
mouvements absolument désordonnés. Un médecin du voisinage avait été appelé dès le début
par la nourrice ; mais, la situation paraissant
s'aggraver, les parents avaient été prévenus et
c'est chez eux que je vis le petit malade.

« A mon arrivée, voici ce que je constatai :

l'enfant, tenu sur les genoux de sa nourrice et n'ayant aucune apparence de maladie fébrile, était constamment secoué par des contractions successives et brusques d'à peu près tous les muscles du corps. Les deux bras, les avant-bras, les mains, les doigts, les cuisses, les jambes, les pieds et le torse se raidissaient instantanément pour se détendre aussitôt, tandis que les muscles faciaux intéressés eux-mêmes déterminaient sur le visage, d'incessantes contorsions. Les paupières, plissées à leur tour, cachaient et laissaient voir le globe oculaire entraîné dans une sorte de nystagmus.

« Toutes ces contractions d'ordre clonique étaient courtes et ne déplaçaient que très peu les segments des membres intéressés par elles.

« Après avoir considéré assez longtemps ce curieux mais pénible spectacle, je me renseignai sur les causes probables et sur le mode de début de l'affection.

« Les causes étaient inconnues : nul changement n'était survenu dans la vie calme de la paysanne habitant un hameau isolé. C'est dans la nuit du samedi au dimanche précédent, qu'elle s'était aperçue des accidents.

« Une étude attentive de tous les organes du petit patient n'ajouta rien aux renseignements qu'on me fournissait. Pas de fièvre, le pouls battait entre 110 et 120 fois ; la peau était fraîche, la respiration calme. A l'auscultation que je pus pratiquer, — chose rare, longuement et à mon aise, — le murmure vésiculaire avait son caractère absolument normal.

« Cependant, j'entendis le bébé tousser deux ou trois fois. Il était aussi, — notez ce point, — très fortement enchifrené ; mais mon attention du premier coup ne se porta pas de ce côté. Dans l'impossibilité, pour le moment, de remplir les indications causales, je me contentai de viser les symptômes dominants et prescrivis un bain de tilleul tiède et une solution sucrée de bromure de potassium (50 centigrammes) à prendre d'heure en heure.

« Sans porter de diagnostic précis, je rattachais ces phénomènes bizarres à quelque excitation médullaire, d'autant plus vague que l'enfant est de race saine, sans tare d'aucune sorte, qu'il a deux petites sœurs de 4 et 7 ans très belles et très vigoureuses et que la lignée, que je connais de longue date, est indemne de toute diathèse. Je pensais à une intoxication possible, ainsi qu'on en a cité et que j'en ai publié moi-même des exemples, par l'imprudence de la nourrice s'alcoolisant inconsciemment ; mais une enquête sérieuse ne confirma pas cette supposition : la nourrice, très saine, ne buvait que de la piquette mouillée de beaucoup d'eau.

« Je n'avais pas non plus, je l'avoue, à ma première visite, songé à la chorée, excessivement rare chez les enfants de cet âge, tellement rare que, dans un service assez étendu, et depuis quinze années bientôt, je n'en ai jamais observé un seul cas. Les auteurs sont unanimes pour affirmer cette rareté.

« Quoi qu'il en soit, lorsque je revins le lendemain et que je constatai à peu près les mêmes phénomènes, mais atténués, je pus en faire une analyse plus complète.

« Éliminant toute affection fébrile ou inflammatoire, les grands névroses, aussi incompatibles avec l'âge du sujet, j'arrivai par élimination, et, de par la netteté des symptômes, à l'idée d'une chorée ou tout au moins de convulsions choréiformes. Le fait ne pouvait être douteux ; il m'aurait même frappé plus tôt en d'autres circonstances ; mais ce n'était là qu'un symptôme, et il s'agissait de rattacher ce symptôme à sa vraie cause pathogénique. »

C'est alors que l'auteur de cette observation se rappela un intéressant mémoire du docteur Moure, de Bordeaux (1), dans lequel sont établis, d'après un grand nombre d'observateurs français et étrangers, les rapports intimes des lésions

(1) *Journal de Médecine, de Bordeaux*, 26 décembre 1886.

de la pituitaire avec l'asthme et d'autres névroses plus complexes : scotome scintillant, épilepsie, vertige ou chorée. Ce fut pour lui un trait de lumière. « J'éprouvai aussitôt, — poursuit-il, — cette quiétude que connaissent bien les praticiens lorsqu'en présence d'un cas difficile ils ont trouvé ou cru trouver une voie rationnelle pour aboutir à l'intervention thérapeutique.

« Insistant, en effet, sur l'examen des fosses nasales que j'avais négligé de faire, je constatai que la muqueuse des narines, de la droite surtout, était rouge et boursouflée.

« Il s'y trouvait de petites mucosités concrètes. L'enfant, d'ailleurs, ne tétait qu'avec peine, s'arrêtant pour respirer.

« La petite toux très brève et très rare que j'avais entendue permettait de penser qu'il avait probablement subi quelque refroidissement léger, insuffisant à provoquer une bronchite et n'ayant déterminé qu'un coryza avec un peu d'irritation du vestibule laryngé. Telle était probablement et par reflexe, l'origine des convulsions choréiformes.

« Tablant sur cette hypothèse, très rationnelle, quoique hardie, en l'espèce, je conseillai la médication suivante : fomentations émollientes et fréquemment répétées des fosses nasales, tantôt avec de l'eau de guimauve, tantôt avec le lait même de la nourrice ; — enduit de suif frais sur le nez et le front, température élevée de la chambre, et je défendis naturellement le bain qu'on se préparait à répéter, le premier ayant paru faire bon effet. Continuation de la solution bromurée.

« Le lendemain, un mieux sensible s'était manifesté : l'enfant avait dormi toute la nuit et n'avait plus que quelques secousses peu vives, rares et localisées à la face.

« A ma quatrième et dernière visite, le calme était tout à fait revenu, et je notai du même coup la disparition du gonflement de la muqueuse pituitaire et partant la guérison du coryza. Les deux phénomènes morbides, irritation et convulsions, avaient rétrocédé parallèlement.

« On ne saurait, — dit en terminant le docteur Corriveaud, — constater une application plus nette du vieil adage : *Sublatà causà.* » (*Concours médical*, an. 1887, p. 224).

VII

ANATOMIE PATHOLOGIQUE

Quoiqu'on ait eu rarement l'occasion d'étudier les lésions produites par le coryza aigu catarrhal

des enfants, — la mort étant exceptionnelle, —
elles ont cependant été examinées, et on a constaté, comme dans toutes les phlegmasies catarrhales, la rougeur, l'épaississement et la friabilité
de la muqueuse pituitaire. Le liquide nasal
sécrété, fluide et transparent au début, contient
des leucocytes, des épitéliums cylindriques avec
ou sans cils vibratils et, plus tard, des globules
purulents.

Lorsque le coryza est purulent, d'origine blennorrhagique, en même temps que les cellules
désagrégées qui troublent la sérosité, on rencontre aussi des globules purulents, et, au milieu
de ceux-ci, le microbe spécial ou gonoccocus de
la blennorrhagie.

Dans le coryza de la grippe, dans celui de la
coqueluche, les lésions anatomiques ne diffèrent
pas de celles du coryza catarrhal simple ; de
même dans la rougeole, à sa première période,
la muqueuse nasale est aussi rouge et gonflée et
sécrète un liquide séreux, un peu âcre. Dans
certain cas, on a signalé l'existence d'un piqueté
rose de la voûte palatine s'étendant au pharynx,
et, de là, dans les fosses nasales. A la seconde
période l'éruption s'accentue, le liquide qui
s'écoule des narines devient plus épais et contient des globules purulents.

Le coryza de la variole est aussi caractérisé

par la rougeur et la tuméfaction de la muqueuse pituitaire avec sécrétion muco-purulente. De plus, on trouve sur cette membrane des pustules varioliques, mais bien moins marquées qu'à la peau.

Ce sont de petites élevures d'une rougeur plus vive qui, au bout de quelques jours, deviennent blanches ou grisâtres.

A leur surface existe une petite plaque blanchâtre, arrondie et non ombiliquée, au dessous de laquelle on trouve une goutelette liquide opaque. Cette petite plaque se détache et laisse après elle une érosion.

Pour la scarlatine, dans les cas où l'affection s'étend aux fosses nasales, on note une rougeur de la muqueuse, dont le tissu, boursouflé et ramolli, se déchire avec facilité.

A la rougeur se joignent des sécrétions muco-purulentes et pseudo-membraneuses. Ces pseudo-membranes peuvent présenter de grandes variétés sous le rapport de l'étendue, de l'épaisseur et de la consistance ; mais, en général, elles sont beaucoup plus molles que dans le coryza couenneux.

Dans le coryza érysipélateux, la muqueuse est aussi rouge, épaissie et friable. Le tissu cellulaire sous-muqueux est fortement œdématié ; on peut y trouver du pus. Au début, les narines sont sèches, et, plus tard, elles sont obstruées par du mucus et du sang.

Au début, dans le coryza diphthéritique, il y a une inflammation simplement catarrhale ; en ce cas, la muqueuse de Schneider est d'un rouge vif ; la turgescence sanguine est beaucoup plus prononcée que dans le coryza simple; on trouve, par conséquent, des plaques rouges, des arborisations vasculaires très riches. Les fausses membranes qui se développent ensuite sont, comme nous l'avons dit à l'article *Symptomatologie*, d'un blanc grisâtre, quelquefois jaunes ou brunâtres, de consistance variable. Elles sont formées de fibrine, mêlée à de la matière amorphe granuleuse et de globules purulents. C'est au milieu des travées de fibrine que les auteurs qui s'occupent de recherches microbiques, ont trouvé des micro-organismes, dont le rôle est important dans la production de la diphthérie. Ce sont des agents nuisibles, infectieux par excellence.

En parlant du coryza pseudo-membraneux ou couenneux, nous avons dit les différences qui, au point de vue anatomo-pathologique, distinguent ce coryza de celui dont nous venons de parler. Nous n'y reviendrons donc pas.

Dans le coryza chronique simple, forme rare chez les enfants du premier âge, on sait que Billard a trouvé, à l'autopsie d'un enfant mort de cette affection, la muqueuse rouge, tuméfiée et tellement molle que l'ongle la réduisait en une bouillie sanguinolente.

Mais, lorsque le coryza chronique est sous la dépendance d'un état scrofuleux, la membrane pituitaire ordinairement injectée, vascularisée au début, devient plus tard, à une période plus avancée de la maladie, pâle, décolorée et blanchâtre ; elle est aussi épaissie en quelques endroits, silleuse et comme boursouflée. Cet épaississement de la pituitaire a été signalé et décrit d'une façon spéciale par MM. Follin et Duplay, dans leur *Traité de pathologie externe* (t. iii, p.790). On conçoit combien cet accident doit rétrécir le calibre des fosses nasales lorsqu'il devient considérable. Outre ces lésions, M. Duplay a observé de petites érosions superficielles siégeant à l'embouchure des glandes.

Les auteurs qui ont étudié l'anatomie pathologique du coryza syphilitique chez les nouveaunés et les enfants du premier âge en général, Mayr, entre autres, cité par Rollet (*Traité des maladies vénériennes*, p. 979), ont trouvé la muqueuse nasale offrant une rougeur tachetée ou générale avec ramollissements, surtout dans les points où cette membrane forme des plis ou passe sur des portions osseuses.

Dans un deuxième degré, on a trouvé en avant

sur les parties latérales, sur la cloison, entre les cornets et sur ces organes eux-mêmes, des ulcérations aplaties à bords indurés. Les orifices postérieurs présentaient aussi des ulcérations ; à la suite de celles-ci s'en trouvaient encore d'autres sur le voile du palais et sur le pharynx. Dans un cas, les cornets et les os qui forment les parois latérales, ainsi que le vomer, se trouvaient à nu sous les ulcérations ; leur partie saillante était détruite par la carie. Les deux os propres du nez étaient eux-mêmes affaissés vers l'intérieur de cet organe.

. VIII

MARCHE, DURÉE, TERMINAISON

Le coryza catarrhal simple, chez les petits enfants, a une marche toujours rapide. Sa durée souvent ne dépasse pas quatre ou cinq jours ; cependant, elle peut s'étendre jusqu'au quinzième jour environ. Habituellement, il occupe d'emblée les deux cavités nasales ; mais il est d'inégale intensité dans l'une et dans l'autre. Souvent aussi, la maladie, d'abord limitée à l'une d'elles, s'étend à l'autre lorsqu'elle vient à décroître dans la première. La terminaison a le plus souvent lieu par résolution : peu à peu, le catarrhe nasal cesse, l'écoulement devient moins abondant, et tout rentre dans l'ordre. La mort est, il faut bien le dire, très rare ; cependant elle peut être la conséquence de cette affection. Ainsi, Billard l'a vu survenir au bout de trois ou quatre jours dans des cas où des troubles respiratoires, l'asphyxie, des troubles nerveux, venaient compliquer gravement le coryza.

Quelques auteurs ont vu aussi cette affection, rebelle à tout traitement, disparaître à la suite d'une éruption eczémateuse ou impétigineuse de la surface cutanée. Depaul dit avoir observé ces phénomènes critiques d'une rareté extrême.

Le coryza purulent traité convenablement par les moyens antiseptiques aujourd'hui en usage, peut se terminer heureusement dans l'espace de quelques jours.

Il y a d'abord une diminution notable du gonflement de la muqueuse nasale ; la sécrétion, de muco-purulente qu'elle était, finit par devenir simplement muqueuse ; puis, ce n'est plus qu'un écoulement incolore qui cesse bientôt définitivement.

Dans la grippe et dans la coqueluche, l'inflammation de la pituitaire dépend de la marche de ces affections : rapide dans la première, elle ne dépasse pas la période catarrhale dans la seconde. Quant au coryza de la rougeole, qui accompagne cette maladie dans ses deux premières périodes, il cesse habituellement lorsque l'éruption commence à pâlir, en même temps que le flux oculaire concomitant. Dans la variole, où la pituitaire peut être également le siège d'une éruption variolique, accompagnée d'un certain degré de phlegmasie, la marche, la durée, la terminaison de cette même inflammation, sont subordonnées à la gravité et à l'intensité de l'affection.

Le coryza scarlatineux, comme l'angine dont il est le prolongement, est un des signes prodromiques de la maladie : il s'éteint graduellement après quelques jours de durée. Dans d'autres circonstances, il devient plus grave et d'une plus longue durée en prenant la forme pseudo-membraneuse.

Chez le nouveau-né, le coryza érysipélateux, qui succède à un érysipèle de la face, se termine généralement par la mort. Il est rare que, dans ces cas, il n'y ait pas de complications graves du côté des méninges, des plèvres ou des poumons, ou des symptômes d'entérite violente.

Lorsque les enfants sont plus âgés, il peut y

avoir des chances de guérison ; mais ce n'est qu'après un temps qui varie avec l'intensité des symptômes locaux.

Le coryza diphthéritique marche rapide comme l'affection dont il dépend et dont la nature est éminemment infectieuse. Quant au coryza couenneux, caractérisé par l'absence de symptômes diphthéritiques spéciaux, nullement de nature infectieuse, qui n'a pas de tendance à la généralisation, il est susceptible de guérison. Lorsque les fausses membranes siègent surtout à l'orifice des narines, il est facile d'en triompher.

La marche du coryza chronique n'est ni rigoureusement continue ni nécessairement croissante; elle présente des rémissions et des exacerbations, et celles-ci se font principalement sentir pendant l'hiver ou au printemps, en d'autres saisons même, sous l'influence de la cause la plus légère.

La durée n'a pas de limite. Tel enfant qui a contracté un coryza pendant le jeune âge peut le conserver toute sa vie.

Nous avons vu des sujets pris de coryza vers l'âge de 12 à 14 mois, conserver encore cette affection à un âge avancé, avec des périodes de rémission et d'exacerbation.

Lorsque le coryza chronique se prolonge, il peut, plus tard, quand l'enfant est devenu homme, amener des troubles fonctionnels plus ou moins sérieux, tels que la perte de l'odorat, du goût, de l'ouïe, déterminer des céphalalgies fréquentes paralysant même l'activité cérébrale et diminuant l'aptitude aux travaux intellectuels.

Le coryza syphilitique a une marche lente et une durée variable. Lorsqu'un traitement approprié a été suivi, cette durée, qui s'étend de trois à quatre mois, peut être abrégée. Dans le cas contraire, l'affection se prolonge et l'on voit alors les ulcérations de la muqueuse nasale gagner la charpente du nez, la cloison, les cornets et l'ethmoïde, qui finissent, dit Rollet, par se détacher par fragments (*Loc. cit.*, p. 978).

Cependant, ces altérations sont évidemment très rares, surtout dans le très jeune âge, car Mayr, sur 49 enfants affectés de coryza syphilitique, n'a vu qu'une seule fois la maladie s'étendre aux os du nez et en amener la destruction.

Nous ajouterons, nous-même, que rarement les lésions arrivent à ce degré parce que les remèdes ont été donnés à temps ou bien que les enfants ont succombé avant qu'elles aient pu se produire.

IX

DIAGNOSTIC

Le diagnostic du coryza ne présente pas de difficulté. On sait que chez l'enfant, pendant la période d'allaitement, cette affection est caractérisée par la suffocation qui accompagne l'action de téter. Cet accident, pourtant, selon Rayer, pourrait être produit par un vice de conformation de la bouche, de la langue, des fosses nasales ou du mamelon chez la mère ou chez la nourrice. Il est facile de concevoir que dans ces cas l'inspection directe des parties mettra sur la voie ; de plus, on remarquera que s'il y a vice de conformation, l'impossibilité de téter remonte à la naissance, tandis que si les accidents dépendent du coryza, on apprendra que l'enfant tétait librement avant l'invasion de la maladie.

Le coryza peut-il être confondu avec le croup ? A cause du ronflement stertoreux guttural que l'on entend dans le rhume de cerveau, à cause de la dyspnée qui l'accompagne, cette affection a pu en imposer pour le croup et jeter l'alarme dans les familles.

L'idée de cette grave maladie peut aussi venir, au premier abord, au médecin lui-même. Nous-même avons été mandé, une fois, pour un enfant que l'on venait de faire vomir et que l'on croyait atteint du croup.

Le docteur Legendre, dans son journal la *Revue d'Obstétrique et d'Hygiène de l'enfance*, cite l'observation d'un enfant qui avait un coryza aigu simple, mais que les parents supposaient être atteint de croup, tant la suffocation était grande et tant les bruits que l'on entendait dans la gorge du petit patient étaient singuliers.

« Il respirait, en effet, difficilement, — dit l'auteur, — ou du moins ne pouvait respirer que par la bouche ; de temps en temps sa figure devenait violacée, comme celle d'un enfant dans les voies aériennes duquel s'engagent des liquides ou des mucosités ; on entendait dans la gorge une sorte de ronflement stertoreux ; puis la crise se jugeait par des éternûments violents et la projection par la bouche ou par les narines de mucosités visqueuses ou verdâtres.

« Par l'interrogatoire de la mère et de la nourrice, — continue ce savant confrère, — je reconstituai les commémoratifs. L'enfant se portait bien la veille ; à vrai dire, on l'avait entendu éternuer

déjà dans la matinée et son nez suintait un peu ;
pourtant, on l'avait sorti par un temps très humide. Au retour de la promenade, il paraissait
mal à l'aise et l'on constata qu'il avait un coryza ;
il prit le sein, mais le quitta presque aussitôt, et
bientôt se refusa obstinément de le prendre. Je
fis présenter le sein devant moi ; l'enfant s'y jeta
d'abord avidement ; puis, après avoir fait une
tentative de succion, se rejeta en arrière, suffoquant et bleuissant.

« De temps en temps, on essayait de l'endormir par le bercement et les chansons ; mais à
peine commençait-il à s'assoupir, qu'on entendait
de nouveau dans sa gorge ces bruits singuliers,
mélange de ronflement guttural et de ronflement
nasal, qui avaient si fort effrayé l'entourage, et
l'enfant se réveillait en suffoquant et en criant.
Tant qu'on le tenait assis sur le bras ou droit, il
respirait encore avec assez de facilité, la bouche
ouverte ; mais, dès qu'on le plaçait horizontale-
ment sur le dos, l'accès de suffocation apparais-
sait et ne prenait fin que quand on le remettait
verticalement.

« Cette affirmation rencontra d'abord une certaine incrédulité ; je dus, pour convaincre la
mère, lui faire remarquer que le cri de l'enfant
n'était ni rauque, ni étouffé ; que la gorge, quoiqu'un peu rouge, n'offrait aucune fausse mem-

brane, et que sur la paroi postérieure du pharynx coulaient des mucosités assez glutineuses et verdâtres qu'on pouvait ramener avec un pinceau et qui venaient certainement de l'orifice postérieur des fosses nasales. Quelques mucosités apparaissent aussi à l'orifice antérieur, mais en bien moindre quantité ; en écartant les narines avec les têtes de deux épingles à cheveux courbées en crochets, on voyait la muqueuse d'un rouge foncé et turgescente ; il était probable, d'après le palper extérieur du squelette, que cet enfant avait les fosses nasales particulièrement étroites.

« Le traitement prescrit vint confirmer le diagnostic ; au bout de trente-six heures, le catarrhe commençait à diminuer et tout rentrait dans l'ordre. »

Le docteur Legendre mentionne aussi un cas de coryza dans lequel Hénoch, professeur de pédiatrie à Berlin, observa des accès de suffocation tellement violents qu'on pouvait confondre l'affection avec le croup. Le fait s'était présenté chez un enfant de 7 semaines, que l'on avait sorti par un fort vent d'Est. Le premier accès avait débuté immédiatement après sa rentrée à la maison, notamment sans avoir pris le sein ; mais, quand on voulut ensuite le faire téter, il se produisit un nouvel accès plus violent, *presque aussi intense que dans le croup* : « Le visage cyanosé exprimait la plus vive angoisse ; la bouche inerte et tous les muscles inspirateurs agissant énergiquement, l'enfant cherchait péniblement à aspirer l'air qui produisait chaque fois un sifflement. Celui-ci n'avait pas le timbre qu'il a dans le spasme de la glotte, mais venait évidemment du nez.

« La gorge était complètement libre. Après quelques minutes, apaisement complet, suivi bientôt de sommeil pendant lequel l'inspiration et l'expiration s'accompagnaient de reniflement.

« La partie inférieure du nez était un peu gonflée. » (1)

Hénoch fit nourrir l'enfant à la cuiller, lui pratiqua assidûment des embrocations d'huile chaude sur le nez et prescrivit 15 milligrammes de calomel toutes les deux heures ; le lendemain, il s'était établi un écoulement muco-purulent, qui disparut en quelques jours.

D'après le docteur Legendre, il résulte de ces deux observations que l'état dyspnéique a été produit, dans le cas d'Hénoch, par le développement brusque du gonflement de la muqueuse qui précède là période de sécrétion ; et dans le sien, c'est une abondante hypersécrétion muco-purulente qui a amené ce résultat.

(1) *Revue d'Obst. et d'Hyg. de l'enfance*, p. 116 et suiv.

En définitive, à part cette confusion possible du coryza avec le croup, l'affection qui nous occupe ne peut être confondue qu'avec elle-même, c'est-à-dire avec les diverses variétés que nous avons signalées. En en faisant la description, nous avons déjà fait connaître certains caractères qui distinguent ces variétés du coryza aigu simple dans le bas âge. Nous allons donc maintenant chercher à compléter la question du diagnostic en présentant ce qu'il y a de particulier pour chacune d'elles.

Le phénomène commun chez les enfants consiste, on l'a vu, dans l'obstacle apporté au passage de l'air et dans l'impossibilité où se trouvent ces petits malades de respirer et de prendre le sein. Quant aux phénomènes particuliers à chacune des formes de coryza, ils dépendent de la cause générale qui a produit la maladie et aussi de l'abondance et de la nature de la sécrétion morbide.

Le coryza purulent, s'il n'est pas purulent d'emblée, s'il est simplement catarrhal au début, pourra être confondu avec l'inflammation simple de la pituitaire ; mais le diagnostic acquerra de la certitude lorsqu'on se sera informé si, avant l'accouchement, la mère de l'enfant était atteinte d'un écoulement vaginal ayant le caractère purulent, blennorrhagique ou infectieux. On sait, en effet, que c'est au passage par le conduit utéro-vulvaire que les liquides pathologiques exercent leur action nocive sur la membrane pituitaire.

C'est encore au début, que le coryza de la grippe ou celui de la coqueluche pourraient être confondus avec le simple catarrhe nasal. Cependant, dans ce cas, on saura toujours s'il existe une épidémie ; puis, plus tard, d'autres symptômes particuliers à ces affections, râles sibilants et ronflants dans la poitrine, quintes caractéristiques de la coqueluche, mettront bien vite sur la voie du diagnostic.

Il est souvent plus difficile de distinguer le coryza de la grippe, de celui de la rougeole, à cause du catarrhe oculo-nasal, des éternûments et de la toux férine ; mais, dans cette dernière affection, la rémission de la fièvre vers le troisième ou le quatrième jour, et l'apparition de l'exanthème, lèveront tous les doutes.

Dans la rougeole, la variole et la scarlatine, on sait que le coryza est un des prodromes ou l'un des symptômes concomitants de ces fièvres éruptives : le diagnostic sera donc facilement établi. De plus, on distinguera ces variétés de coryza du coryza simple par leur nature infectieuse et parce qu'elles sont toujours accompagnées d'un mouvement fébrile, et, — dans la rougeole particulièrement, — d'une conjonctivite habituellement très intense. Définitivement, l'apparition de l'éruption caractéristique viendra en aide au praticien.

Le coryza érysipélateux, s'il est primitif, comme certains auteurs l'ont observé, sera difficile à distinguer du coryza simple; mais, s'il est consécutif à une inflammation érysipélateuse siégeant sur le cuir chevelu et à la face, le diagnostic pourra facilement être établi.

Dans le coryza diphthéritique ou dans le coryza pseudo-membraneux, l'examen des fosses nasales avec le *speculum nasi*, ou *de visu* si des fausses membranes siègent à l'entrée des narines, éclaireront promptement le médecin. « Cependant quand la diphthérie est localisée au nez (J. Simon, *Clinique infantile, Semaine médicale*, p. 133, an. 1885), elle siège soit à l'entrée de l'orifice nasal, soit sur les cornets ; le diagnostic reste longtemps des plus incertains, car il y a peu d'enfants qui ne soient entachés plus ou moins de scrofule et de lymphatisme et qui ne présentent, de par ce fait, ou du coryza ou de petites ulcérations impétigineuses autour des narines. C'est au niveau de ces petites plaies ouvertes que la diphthérie apparaît ordinairement, et on ne peut, dès le début, savoir s'il s'agit de fausses membranes diphthéritiques ou seulement de produits grisâtres si fréquents à la surface des ulcères atones des strumeux. »

Le cas suivant que nous avons observé est une démonstration évidente de la difficulté de diagnostic du coryza diphthéritique lorsque l'affection se développe à l'orifice nasal, au niveau d'ulcérations impétigineuses ou herpétiques :

Le 20 mai 1884, nous sommes appelé à donner nos soins à l'enfant J..., âgée de 9 mois. Cette enfant très délicate, à fond strumeux, est atteinte d'un impétigo de la face, et au niveau de l'entrée des narines, quelques pustules sont ulcérées.

Elle n'a point de fièvre et tette bien au biberon, auquel on l'élève, la mère n'ayant pas eu la force nécessaire pour nourrir elle-même sa fille.

Lotions émollientes ; application de pommade boriquée à la vaseline ; sirop de Portal à l'intérieur, tel fut le traitement.

Jusqu'au 25 mai, rien de nouveau ne se présente, lorsque, dans la soirée, on vint nous prier de voir cette enfant qui, disait-on, était enchifrenée et ne tétait pas librement.

A notre arrivée, nous constatons, en effet, qu'elle respirait difficilement ; de plus, on entendait dans les fosses nasales un bruit de reniflement et de sifflement. Supposant qu'il existait dans ces cavités une éruption herpétique semblable à celle siégeant à l'orifice des narines, nous prescrivons d'abord des injections émollientes avec de l'eau de son.

Le 26, il n'y a point d'amélioration ; la respiration est toujours bruyante, et il s'écoule par le nez un liquide séreux, jaunâtre et légèrement sanguinolent.

Les ailes de cet organe sont rouges et tuméfiées; l'enfant sommeille, la bouche entr'ouverte; il lui est impossible de prendre son biberon ; la peau est brûlante. — Nous prescrivons, cette fois, des injections boriquées dans les narines, et nous conseillons de donner le lait à la cuiller.

Le 27. — L'état est toujours alarmant ; les mucosités s'écoulent en abondance par les deux narines. Nous ne pensions pas encore au coryza diphthéritique ; cependant, dans la gorge se faisait entendre une sorte de ronflement stertoreux. Examinant cette partie, nous la trouvâmes couverte de fausses membranes et remplie de mucosités jaunâtres. — Continuation des injections boriquées dans les fosses nasales ; badigeonnage du fond de la gorge à l'aide d'un pinceau trempé dans la même solution ; fumigations de goudron et de térébenthine.

Le 28. — Le diagnostic était maintenant établi : nous avions affaire à un coryza diphthéritique ; sur les petites ulcérations s'étaient développées des pseudo-membranes gris-jaunâtres qui avaient gagné promptement la pituitaire et la tapissaient de tous côtés. — Irrigations fréquemment répétées dans le nez, et dans la gorge où s'étendait le processus diphthéritique ; continuation des fumigations, d'après la méthode du docteur Delthil.

Le 29. — L'enfant est d'une grande pâleur ; la respiration nasale est toujours bruyante et ronflante ; de plus, le cri de la petite patiente devient rauque et étouffé, indice que le larynx est pris par la maladie. L'état général trahit un empoisonnement de l'organisme, et la mort arrive le lendemain, dans la journée.

Un coryza qui prend un enfant quelque temps après sa naissance et qui se prolonge avec des alternatives de rémission et d'exacerbation, est un coryza chronique, surtout s'il se manifeste chez un enfant lymphatique ou scrofuleux.

Quant au coryza syphilitique, c'est par l'interrogatoire des parents qu'on arrivera à le diagnostiquer. Le père a, dans un temps, contracté la vérole ; il n'a jamais suivi un traitement prolongé ; il se marie et la mère a donné naissance à un enfant infecté du vice syphilitique.

Il est bon d'agir prudemment lorsqu'on adresse aux parents des questions sur leurs antécédents. On doit s'y prendre de façon à ne pas troubler la paix des ménages. Cet interrogatoire, dit Bouchut, donne lieu à des récriminations rétrospectives qui n'ont aucune utilité pour le médecin et qui peuvent même lui être fatales : « On peut , dans ces cas , s'adresser au père ; il faut surveiller la nourrice, et, enfin, examiner l'enfant pour voir s'il n'aurait pas autour de l'anus ou des parties génitales, des excoriations de mauvaise nature, de l'eczéma, par exemple, ou des pemphigus syphilitiques. Alors, sans rien dire, on fait une prescription en conséquence. » (Bouchut et Desprès, *Dict. de Méd. et de Thérap.*, art. *Coryza*, p. 341, 3ᵉ édition).

Du reste, toutes les fois qu'un coryza se prolonge, il est bon de penser à un coryza syphilitique, surtout quand on a quelque doute sur les antécédents des parents. Toutefois, il ne faut pas toujours trop se hâter, car on a vu des coryzas simples ou purulents durer longtemps sans avoir pour cela quoi que ce soit de spécifique.

Enfin, on a remarqué quelquefois de l'enchifrènement et du catarrhe nasal chez des enfants auxquels on avait administré, depuis un certain temps, de l'iodure de potassium. Il faudra donc aussi songer à la possibilité d'un coryza iodique, car l'iode agit sur la muqueuse pituitaire en déterminant les symptômes que nous venons d'énoncer.

En supprimant le médicament, on verra cesser les accidents.

X

PRONOSTIC

La guérison du coryza aigu chez les enfants du premier âge est ordinairement la règle ; les cas où il présente de la gravité sont exceptionnels. Cependant, — nous l'avons exposé dans le cours de cette étude, — cette affection n'est pas sans offrir un danger sérieux chez les nouveau-nés, et, en général, chez les enfants qui sont encore à la période d'allaitement.

La mort même peut en être la conséquence, et Billard l'a vu survenir en trois ou quatre jours.

Plus on s'éloigne de l'époque de la naissance, moins le coryza offre de la gravité.

Dans les familles où les enfants sont entourés de soins, l'inflammation de la muqueuse nasale est une affection généralement bénigne ; mais il en est autrement chez les classes pauvres ou parmi les nourrissons qui sont expédiés au loin pendant la saison rigoureuse. Cependant aujourd'hui, grâce à l'application de la loi Roussel, les nourrices se sentant surveillées par l'Administration, prennent beaucoup plus de soin des enfants qui leur sont confiés, et bon nombre d'affections qui mettaient les jours de ces petits êtres en danger, sont ainsi évitées.

Comme nous l'avons dit au début de ce travail, les circonstances particulièrement aggravantes du coryza sont dues à l'âge même du sujet et à l'étroitesse congénitale des fosses nasales ; mais le danger dépend aussi du degré de tuméfaction de la muqueuse de Schneider, de l'abondance et de la consistance des mucosités sécrétées par la membrane enflammée. Lorsque l'inflammation est faible, légère, l'écoulement est filant, clair, plus abondant qu'à l'état normal : en ce cas la gêne respiratoire n'est que médiocre ; l'enfant peut téter, et par conséquent se nourrir. Mais si l'inflammation devient considérable, la pituitaire gonflée, turgescente et l'écoulement épais, glutineux ou abondant, il n'en est plus de même ; alors, non seulement la respiration devient difficile, impossible, mais encore la déglutition, par suite de la sécheresse de la bouche et du pharynx, devient d'une grande difficulté, sinon impossible. Que peut-il résulter de ces phénomènes ? Que les pauvres enfants sont alimentés d'une façon défectueuse et qu'il se produit chez eux tous les troubles caractéristiques de l'inanition.

Une autre cause qui vient encore compliquer le pronostic, c'est l'insomnie : le pauvre bébé ne pouvant que difficilement respirer par la bouche se réveille, aussitôt que son sommeil est profond, en criant et en gémissant. On ne peut douter, de plus, que la faim contribue à rendre ce sommeil agité et peu réparateur.

La gravité et le danger du coryza sont aussi subordonnés aux complications de l'affection. Il est évident que si l'inflammation vient à se compliquer de lésions pulmonaires ou cérébrales le péril est imminent.

Pour les variétés de coryza, précédemment décrites, le danger ne consiste pas seulement dans l'obstacle mécanique apporté à la respiration nasale et à la succion, il est encore soumis à la gravité de la maladie qui a déterminé le coryza. L'inflammation de la pituitaire due à la contagion directe, blennorrhagique ou autre, est évidemment plus sérieuse que le simple catarrhe nasal.

Cependant, lorsque l'affection a été occasionnée seulement par l'introduction dans les narines, de sécrétions vaginales, elle paraît simplement catarrhale, nullement spécifique et susceptible de guérir avec assez de facilité.

Les coryzas diphthéritique, scrofuleux ou syphilitique sont dangereux en raison de la cause générale infectieuse ou spécifique de la maladie.

XI

TRAITEMENT

Les indications à remplir dans le traitement du coryza aigu simple des petits enfants consistent : 1° *à prévenir l'apparition de la maladie par des soins hygiéniques bien entendus ;* 2° à *combattre les symptômes et les complications.*

1° *Prévenir l'apparition de la maladie par des soins hygiéniques bien entendus.* — On devra soustraire l'enfant à toutes les causes fréquentes de refroidissement éminemment favorables au développement du coryza : ainsi, il sera suffisamment et convenablement vêtu ; celui qui vient de naître, dont la caloricité est faible, a surtout besoin d'être soustrait aux influences extérieures capables de le refroidir.

Il y aura donc utilité à entretenir autour de lui une température convenable au moyen de langes et de vêtements de laine, de l'entourer même de chaleur artificielle, dont l'effet est de ranimer le pouvoir calorifique.

Quand les langes seront souillés par l'urine, il faudra encore les changer.

Il sera bon de soustraire aussi l'enfant aux conditions de milieu qui lui seraient défavorables.

On recommandera aux mères et aux nourrices de ne pas sortir leurs bébés trop prématurément dans la saison pluvieuse, car le froid humide leur est très préjudiciable.

Lorsqu'on voudra les sortir en hiver, on choisira un beau temps. Dans tous les cas, on fera porter l'enfant sur les bras de sa nourrice, afin qu'il profite de la chaleur de cette personne. Quand il sera plus âgé, vers 14 ou 18 mois, les mouvements qu'il se donnera pendant la marche ou les jeux l'empêcheront toujours de se refroidir.

Au printemps, on évitera de l'exposer au calorique des rayons solaires, car l'insolation agit sur la muqueuse nasale et peut l'enflammer.

D'un autre côté, si l'on garde l'enfant à la chambre, il sera nécessaire de ne pas le tenir trop près du feu, dont le voisinage peut encore déterminer de l'enchifrènement et la congestion de la membrane pituitaire.

2° *Combattre les symptômes et les complications.* — Lorsque le coryza est léger, il peut guérir de lui-même, sans remède, ou bien il nécessite seulement l'emploi de ce qu'on appelle les petits moyens, traditionnels dans les familles.

Ainsi, on oindra le nez et la base du front de l'enfant avec un corps gras chaud. Le suif frais et la chandelle, si chers à nos grand'mères, ont ici leur utilité ; il est bon de ne pas avoir de dédain pour ces vieilleries ; elles sont, au contraire, dignes de vénération. On emploiera de la même façon l'huile d'amandes douces, la pommade de concombre, la vaseline, l'huile d'olive chaude, etc.

Mais si l'inflammation de la muqueuse nasale devient plus intense, outre les moyens que nous venons d'indiquer, on préconisera les lotions et les fomentations d'eau de guimauve, de sureau ou de fleurs de mauve ; le lait même de la mère ou de la nourrice pourra être employé en lotions. Le traitement suivant nous a rendu service dans bien des circonstances :

Il consiste à imbiber une grosse éponge dans une des infusions bouillantes ci-dessus, à la presser légèrement et à l'appliquer aussi chaude que possible, sur le nez et sur la bouche. On la maintient ainsi tant qu'elle est chaude et l'on recommence plusieurs fois l'opération. L'enfant crie ; mais, pendant l'inspiration, il aspire la vapeur. L'air, pénétrant dans les pores de l'éponge, s'y imprègne des vapeurs qui y séjournent et qui s'en dégagent, et, tout chargé des principes émollients, il s'introduit dans les voies respiratoires.

L'effet est excellent ; l'irritation est calmée et n'a plus de tendance à gagner la gorge et les bronches.

Un autre moyen consiste à verser de l'eau bouillante sur une cuillerée à café environ de camphre pulvérisé, et à en faire respirer les vapeurs à l'enfant, pendant quatre ou cinq minutes. Après la première fumigation, le petit malade est soulagé, et, au bout de plusieurs séances, il va beaucoup mieux.

Outre cela, on peut faire prendre aux bébés, le soir, en les couchant, une légère infusion de violettes, de fleurs pectorales, de bourrache, etc., à laquelle on ajoutera, selon l'âge, une petite quantité de sirop de codéine.

Les enfants dormiront, auront une légère transpiration, et souvent se trouveront guéris le lendemain.

Mais, lorsque le gonflement de la muqueuse est porté au plus haut point, que cette membrane devient turgescente, qu'il se fait en même temps une abondante hypersécrétion muco-purulente se durcissant en croûtes à l'orifice des fosses nasales, les moyens dont nous venons de parler sont insuffisants. Déjà la respiration nasale est difficile ou impossible, les enfants ne peuvent plus téter : il faut donc agir promptement si l'on ne veut les voir périr d'asphyxie et d'inanition.

En même temps que les lotions, fomentations et fumigations qui débarrasseront les narines des mucosités et des croûtes, on préconisera les insufflations de poudres médicamenteuses, les injections ou les irrigations dans les fosses nasales.

En insufflation, on emploiera l'alun avec le sucre (4 gr. pour 8), le sulfate de zinc, le borax ou autres poudres astringentes, et en injections ou irrigations, les solutions de ces mêmes poudres.

Dans des cas de turgescence considérable de la muqueuse nasale, certains médecins ont cherché à utiliser l'action vaso-constrictrice de médicaments, tels que le bromure de potassium et la cocaïne.

Le docteur Geneuil, (1) de Jonzac, a fait un usage avantageux du bromure de potassium en injections nasales, et il s'est servi d'une solution très concentrée de cet agent. L'application en est très douloureuse, dit-il ; mais cette sensation pénible dure peu et fait place à un grand soulagement.

Après quatre injections bromurées, l'auteur aurait, paraît-il, sauvé un enfant de 3 mois, qui se mourait du coryza.

(1) *Moniteur thérapeutique*, p. 72, 3e année. Note lue à la Société de médecine de Jonzac.

La cocaïne, en solution à 2 %, a également été employée dans le coryza des petits enfants. Le docteur Semtchenko en a injecté de deux à six gouttes dans les cavités nasales, et il a vu des nourrissons, qui auparavant refusaient obstinément le sein de leur mère, recommencer à téter quelques minutes après les premières instillatións. Un traitement de quatre jours suffit pour guérir la maladie (Journal le *Praticien*, p. 551, an. 1885).

Nous pensons qu'il faut être prudent dans l'emploi de la cocaïne chez les enfants, car l'absorption d'une certaine quantité de cet alcaloïde peut bien ne pas être sans danger pour eux.

Souvent, afin de balayer les mucosités nasales qui obstruent la respiration, on est dans l'obligation de faire des irrigations prolongées. Voici un moyen très ingénieux, qui a été employé par le docteur Legendre : on prend une sonde en caoutchouc rouge, de petit calibre, que l'on met en communication avec une carafe par l'intermédiaire d'un tube de caoutchouc plus long, puis on verse dans la carafe, de l'eau tiède additionnée de borate de soude. Cette espèce de siphon étant amorcé par succion, et la tête de l'enfant inclinée fortement au dessus d'une cuvette, on introduit la sonde dans une des fosses nasales.

A la première tentative qu'il fit à l'aide de cet

appareil, l'auteur détermina le reflux du liquide par la même narine, et quelques gouttes coulèrent dans le pharynx provoquant un accès de toux et des éternùments assez violents qui chassèrent des mucosités; mais une nouvelle irrigation détermina le liquide à franchir la narine opposée et à chasser devant lui un vrai paquet de mucosités glutineuses et verdâtres.

Ces irrigations prolongées et répétées amenèrent la guérison d'un coryza chez un enfant qui présentait des accès de suffocation très marqués (*Revue d'Obstétrique et de l'Hygiène de l'Enfance*, p. 118, an. 1888).

Quoi qu'il en soit, malgré tous les moyens mis en usage, on n'arrive pas à vaincre l'obstruction des fosses nasales.

Que faire alors? Comment nourrir l'enfant? comment le faire respirer? Dans tous les cas, il est absolument inutile de continuer l'allaitement maternel, parce que l'action de téter est pour lui très pénible; elle augmente aussi la difficulté de la respiration et peut accroître la gravité des accidents généraux qui accompagnent les inflammations des fosses nasales. D'ailleurs, les enfants ou tettent mal, et alors la quantité de lait qu'ils prennent est toujours insuffisante, ou bien ils ne tettent pas du tout, cela leur est impossible.

On tâchera donc de les faire boire avec précaution en leur versant dans la bouche quelques cuillerées du lait de la nourrice ou du lait de vache coupé avec de l'eau, plus ou moins, selon l'âge du bébé. Si la déglutition était trop difficile, il faudrait avoir recours aux lavements nutritifs.

On pourrait encore imiter la conduite de Küssmaul. « Cet auteur rapporte le fait d'un enfant auquel on ne pouvait rien faire avaler et dont l'état était tellement grave que la mort était imminente. Il lui fit le cathétérisme œsophagien toutes les deux heures, pendant huit jours, et lui injecta chaque fois jusqu'à 80 et 100 grammes de lait tiède. Aussitôt l'enfant s'endormait profondément, et, au bout de ce temps, il était complètement guéri. » (*Dict. encyc. des Sc. méd.*, p. 675).

Si tous ces procédés ne sont suivis d'aucun succès, il sera urgent d'employer le moyen enseigné par Bouchut et d'essayer d'introduire dans chaque narine un petit tube d'argent, de 2 millimètres de diamètre ou de 3 millimètres au plus, long de 5 centimètres, et légèrement recourbé d'avant en arrière, à son extrémité gutturale, pour le fixer ensuite sous le nez avec le tube de la narine opposée.

Ces deux canules provisoires permettent le passage de l'air et empêchent l'enfant de succomber, tout en donnant à la maladie le temps de guérir. (Bouchut, *Loc. cit.*, p. 251).

On pourrait encore se servir de la sonde n° 7 de la filière ordinaire, comme l'a fait M. Philippoteaux, ou bien encore introduire dans chaque narine, pendant que l'enfant tette, deux petits bouts de sonde en gomme élastique pour permettre à l'air de passer (Barthez et Sanné).

Mais si la suffocation est considérable, devrat-on, comme le recommande Valleix, recourir à la trachéotomie ?

Pour notre part, nous ne croyons pas que l'on en soit jamais réduit à une telle extrémité pour empêcher un enfant de mourir d'un coryza !

A part ces moyens, que l'on a conseillés dans les cas où la suffocation est extrème, il sera bon de prescrire aux enfants des sinapismes aux extrémités ou bien d'envelopper leurs petits membres dans de l'ouate et du taffetas gommé, avec une boule d'eau chaude aux pieds.

On leur administrera aussi des laxatifs ou de légers purgatifs, de façon à détourner le mouvement fluxionnaire. Par exemple, le calomel, à petites doses répétées, établira une dérivation favorable sur le tube intestinal.

Comme moyen de révulsion, on a encore employé le vésicatoire entre les épaules, au-dessous de la nuque, et on en a obtenu d'excellents résultats.

Les complications justifient encore une intervention. Nous venons de donner le traitement que réclame l'asphyxie ; les troubles cérébraux et pulmonaires seront combattus par des moyens appropriés.

Le coryza purulent chez les petits enfants, réclame d'abord un traitement prophylactique. Ainsi les injections vaginales antiseptiques, chez la mère, avant et pendant le travail, seront de la plus grande utilité, si l'accouchement dure longtemps, si surtout la femme est atteinte d'un écoulement suspect. Puis, aussitôt la naissance du bébé, on lui lavera soigneusement les fosses nasales avec une solution d'eau boriquée à 5 %, d'acide phénique, à 1 ^{o}/^{o} ou de liqueur de Van Swieten dédoublée.

Si, malgré ces précautions, le coryza survient, qu'il soit de nature blennorrhagique ou non, il faudra le soigner immédiatement à cause de la gravité de l'obstruction des fosses nasales. Employées sous forme d'injections ou d'irrigations, les solutions dont nous venons de parler, donneront de bons résultats. Selon le docteur Legendre, la résorcine en solution à 1 % serait le meilleur antiseptique à utiliser dans ce cas (*Loc. cit.*, p. 124).

Quelle que soit la solution mise en usage, il est bon, lorsqu'on pratique des irrigations dans les fosses nasales d'un nouveau-né, de prendre la précaution d'empêcher le liquide de pénétrer dans les voies aériennes inférieures. L'auteur que nous venons de citer, conseille en ce cas de fermer les orifices postérieurs des fosses nasales en introduisant, à l'aide d'un porte-tampon, en arrière du voile du palais, un petit tampon de ouate ; puis, l'occlusion faite, de laver chaque fosse nasale successivement.

Le docteur Legendre emploie aussi, avec quelque utilité dans le coryza, les insufflations nasales d'une poudre ainsi composée :

Acide borique............)
Résorcine................ } àà 1 partie.
Sucre blanc..............)

Le coryza de la grippe et, en général, tous les coryzas de nature infectieuse ne demandent pas d'autres traitements que ceux que nous venons d'indiquer.

Dans le coryza de la coqueluche, les insufflations intra-nasales parasiticides devront être aussi employées.

En agissant ainsi directement sur le microbe spécifique qui habite de préférence les fosses nasales, on peut le détruire, et, par conséquent, faire disparaître les accidents réflexes qui ont pour point de départ l'irritation de la muqueuse de Schneider.

Dans ce cas, on se servira d'acide borique, de quinine, d'acide salicylique, et l'on pratiquera ces insufflations deux ou trois fois par jour, à l'aide d'un tube de caoutchouc ordinaire, d'un tube de verre, d'une plume d'oie ou, de préférence, de l'insufflateur nasal de Galante.

Les coryzas de la rougeole, de la variole, de la scarlatine, de l'érysipèle réclament les mêmes indications.

Le coryza érysipélateux sera de plus soumis à un traitement prophylactique qui s'applique à l'érysipèle lui-même ; il consiste dans une hygiène raisonnée et de bons soins permanents du nouveau-né, surtout des soins de propreté ; il faut aussi éviter, chez lui, tout érythème, toute excoriation de la peau capable de créer une porte d'entrée à l'infection. Si cet érythème ou cette excoriation existent, on les pansera avec une solution concentrée d'acide borique ; s'il y a le moindre foyer érysipélateux, le nouvel être devra être éloigné le plus vite possible.

Le coryza diphthéritique ou pseudo-membraneux requiert des fumigations, des irrigations nasales rigoureusement antiseptiques. Dès que les premiers symptômes de cette affection se présenteront, on débutera par des fumigations chaudes, de 10 à 20 minutes de durée. Pour cela on enveloppera le lit du petit malade d'un rideau, de façon qu'il respire un air constamment chargé des vapeurs que l'on dégagera près de lui.

Voici une formule que l'on pourrait employer dans ce cas :

Acide phénique.......	280	grammes ;
Acide salicylique......	56	—
Acide benzoïque......	112	—
Alcool rectifié.........	468	—

pour un litre de solution transparente, dont on versera une cuillerée à bouche dans deux litres d'eau en ébullition sur un réchaud.

La méthode de Delthil (goudron et térébenthine) peut aussi être mise en usage et donner de bons résultats.

Les insufflations et les irrigations seront aussi largement conseillées, avec les substances suivantes : chlorate de potasse, acide borique, eau calcaire, salicylate de soude, acide phénique, tannin, coaltar saponiné de Lebeuf, etc., etc.

Il y a, en effet, nécessité de détruire les fausses membranes, qui contiennent des germes infectieux.

Outre le traitement local, on fera suivre à l'enfant un traitement général tonique. Ainsi, s'il est en âge de prendre autre chose que le lait de sa mère, on lui prescrira une potion légèrement alcoolisée avec du vin d'Espagne, de l'extrait de quinquina ; on pourra administrer aussi le chlorate de potasse à l'intérieur.

Nous venons de lire dans la *Revue générale de Clinique et de Thérapeutique* du docteur Huchard, (p. 677, année 1888), une nouvelle médication par l'antipyrine, employée dans la diphthérie, qui mérite d'être mise à l'essai. Instituée par MM. Barata Ribeiro et Agnar e Souza, du Brésil, c'est une ingénieuse application des vertus antiseptiques de cet agent, soit pour détruire sur place le foyer infectieux, soit pour augmenter la résistance de l'organisme en réalisant l'antisepsie du milieu intérieur.

Ainsi, dans la diphthérie nasale, ces auteurs conseillent les irrigations avec la solution suivante :

    Antipyrine...........   10 grammes ;
    Eau.................   100   —

Au besoin, ils prescrivent aussi les insufflations d'antipyrine finement pulvérisée.

Le traitement interne consiste à faire ingérer de deux en deux heures une cuillerée à soupe de la potion ainsi formulée :

    Antipyrine.............   1 gramme ;
    Eau...................   ââ 50 grammes.
    Vin de Porto...........

Un régime lacté, l'usage des excitants diffusibles et des toniques cardiaques complètent la médication.

Dans le coryza chronique d'origine scrofuleuse, il y a deux indications à remplir : 1° *modifier l'état local* ; 2° *combattre la diathèse*. Localement, les mêmes moyens employés précédemment seront encore ici mis en usage : lotions émollientes pour débarrasser les narines, insufflations, injec_tions et irrigations de substances ou de liquides astringents tels que : alun et sucre (4 pour 8), borax, acide borique, tannin, bismuth, chlorate de potasse, etc. De cette façon on entraînera les dépôts morbides contenus dans les fosses nasales, et, selon la composition du liquide préconisé, on modifiera la vitalité de la membrane pituitaire.

L'état général diathésique sera en même temps combattu à l'aide de l'iodure de potassium (5 à 10 centigrammes par jour), l'huile de foie de morue, le sirop antiscorbutique et la liqueur de Fowler, cette dernière surtout lorsqu'à la scrofule s'associe un certain degré d'herpétisme.

Mais tous ces moyens ne pourront avoir leur efficacité que si l'on a du temps devant soi pour agir, lorsque le coryza n'est que de faible intensité. Ils seront absolument inutiles si la vie de l'enfant est menacée par l'impossibilité de l'allaitement et de la respiration. Dans ce cas, il faudra

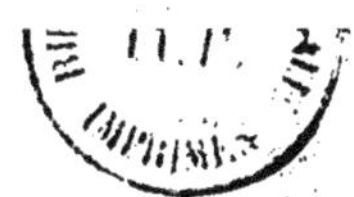

recourir aux moyens dont nous avons parlé plus haut à propos du coryza aigu.

Le coryza syphilitique exige aussi un traitement *local* et *général*. Les injections boriquées chaudes ou mieux les injections de liqueur de Van-Swieten dédoublée, trois fois par jour, seront surtout utiles. Ce traitement sera encore complété par des lotions et des fumigations émollientes.

De plus, sur l'orifice des narines où existent des fissures ou des ulcérations, on appliquera une pommade contenant 1 à 2 grammes de calomel ou 15 à 30 centigrammes de biiodure de mercure pour 30 grammes d'axonge.

Pour combattre enfin l'état général, on prescrira la liqueur de Van-Swieten à l'intérieur et on l'administrera dans du lait. La dose sera de 10 à 30 et 40 gouttes par jour, en trois fois, le matin, dans l'après-midi et le soir.

Un peu plus tard, on pourra donner l'iodure de potassium (5 à 50 centigrammes par jour). La dose de ces médicaments variera avec l'âge de l'enfant.

Dans le même but, l'emploi du sirop de Gibert aura encore son utilité ; on commencera par une demi-cuillerée à café, matin et soir, pour arriver à deux cuillerées par jour.

CONCLUSIONS

En résumé, il ressort de l'étude à laquelle nous nous sommes livré,

Que le coryza, dans le premier âge, est une maladie très fréquente, dont les symptômes, la marche et le pronostic, sont différents de ce que l'on observe chez l'adulte et dans la seconde enfance ;

Que cette affection survient surtout par les temps humides et froids, en hiver, au printemps et à l'automne, quelquefois pendant l'été, sous l'influence de variations brusques de température;

Que le coryza peut encore avoir une origine microbienne et qu'il est bon de ne pas toujours incriminer le froid, comme cause de l'affection. La théorie parasitaire du coryza n'est pas nou-

velle. Henry Holland, en 1839, l'a soutenue ;
Hueter et Biermer considèrent aussi qu'il est
produit par une bactérie (*Moniteur thérapeutique,*
p. 163, année 1886).

Il existe un grand nombre de variétés de coryza
plus ou moins fréquentes chez les petits enfants ;
ces variétés se rattachent à l'invasion ou à l'évolution de maladies infectieuses ou sont sous la
dépendance de la scrofule ou de la syphilis.
Toutes ces variétés ont des symptômes communs
et des symptômes particuliers.

Le sifflement nasal indique un coryza grave.

Lorsque l'inflammation de la muqueuse pituitaire est considérable et l'écoulement nasal épais
et abondant, il se produit une obstruction des
cavités nasales qui peut être mortelle en raison
de l'obstacle apporté à l'allaitement.

Le coryza est plus grave à une époque rappro-
chée de la naissance que plus tard.

Outre les troubles asphyxiques, des lésions
pulmonaires et des accidents cérébraux peuvent
compliquer le coryza, quelle que soit sa forme.

Le diagnostic du coryza est facile : il ne peut
être confondu qu'avec lui-même, c'est-à-dire avec
les différentes variétés que nous avons décrites.

Le coryza diphthéritique et le coryza syphilitique sont les affections les plus graves : le premier en raison de sa nature infectieuse, le second

en raison de l'étendue des lésions qu'il peut déterminer ; mais ce dernier cependant est susceptible de guérison.

Le traitement du coryza est symptomatique ;
les complications réclament des indications spé-
ciales.

Lorsque l'inflammation de la muqueuse nasale est sous l'influence d'une matière infectieuse, il faut surtout avoir recours aux antiseptiques. Les irrigations, injections, insufflations
de poudres ou de solutions astringentes ou antiseptiques doivent être employées. Le coryza
scrofuleux et le coryza syphilitique doivent être
traités en outre par les moyens généraux.

9 782016 161609